Dorothea Zimmer

Frisch und munter durch

Obst-Enzyme

Gesund werden und bleiben
mit den heilenden Wirkstoffen
von Ananas, Grapefruit, Papaya & Co.

Urania

Inhalt

Einführung 3
Enzyme sind lebenswichtig 3
Enzyme beugen vor und helfen heilen 3
Warum Obst-Enzyme? 4

Die Entdeckung der Enzyme 5

Die Biochemie der Enzyme 7
Schloß und Schlüssel 7
Zerkleinern, transportieren, aufbauen 8
Ein Netzwerk voneinander abhän-
giger Spezialisten 8
Wieso fressen Enzyme sich nicht
gegenseitig auf? 9
Enzyme benötigen ideale
Arbeitsbedingungen 10
Coenzyme, die notwendigen Partner 11
Hängen unsere Lebensdauer und
die der Enzyme zusammen? 11

Enzyme in unserem Körper 12
Die Verdauung 12
Kraftwerke in unseren Zellen 14
Ausscheidung 15
Enzyme, die Gesundheitspolizei 15

**Vitamine und Spurenelemente –
unentbehrliche Partner der Enzyme** 17
Vitamin B1 – Vitamin für
Lebensfreude 17
Vitamin B2 – das Anti-Streß-Vitamin 17
Vitamin B3 – für gute Nerven 18
Vitamin B5 macht fit und schlank 18
Vitamin B6 sorgt für Vitalität 19
Vitamin B 12 – wichtig für Gehirn
und Nerven 19

Biotin – für die Schönheit von Haut
und Haaren 20
Folsäure – das Vitamin für
gute Laune 20
Vitamin C – für Immunschutz,
Schönheit und stabile Nerven 21
Eisen 21   Zink 22
Magnesium 22   Mangan 23
Kalium 23

Rezepte mit Obst – für gesunden Genuß 24
Ananas 24   Äpfel 25
Aprikosen 26   Avocados 27
Bananen 27   Birnen 28
Datteln 28   Erdbeeren 29
Feigen 30   Grapefruits 30
Himbeeren 31   Johannisbeeren 32
Kirschen 32   Kiwis 33
Mangos 33   Melonen 34
Orangen 35   Papayas 36
Pfirsiche 36   Pflaumen 37
Weintrauben 38   Zitronen 38

Obst-Enzyme in der Medizin 39
Halb Hollywood nahm Enzyme 40
Vorbeugung und Linderung von
Altersbeschwerden 41
Autoimmunerkrankungen 41
Entzündungen und Infektionen 42
Frauenkrankheiten 43
Gefäßerkrankungen 43
Operationen 44
Rheuma 44
Tumorleiden 45
Verletzungen 46
Zahnmedizin 46

Einführung

Es heißt, was die Ernährung angeht, seien Enzyme die wichtigste Entdeckung seit den Vitaminen. Das ist eher untertrieben. Denn Enzyme gibt es schier überall: Sie wirken in allen lebenden Organismen, das heißt auch in unserem Körper, und werden als Ausdruck der Lebensprinzips angesehen. Die Entdeckung der Enzyme und ihrer Wirkungsweise führte zur Entwicklung einer neuen Wissenschaft, der Biochemie.

Enzyme sind lebenswichtig

Enzyme werden als Bausteine des Lebens bezeichnet, manchmal gar als das Leben selbst. Das ist nun wieder eher übertrieben. Mit der Vorstellung, daß ein Freund mir deshalb so lebendig und humorvoll gegenüber sitzt, weil er gerade Kartoffelenzyme gegessen hat, mag ich mich nicht anfreunden. Eher denke ich, daß lebende Organismen und Enzyme von der gleichen Energie gespeist werden, die etwas Größeres ist als eine Kartoffel oder ein Mensch.

Wie auch immer. Enzyme sind jedenfalls Eiweiße, die verantwortlich beteiligt sind an allen Funktionen des Lebens. Ohne sie sind wir, sind Pflanzen und Tiere lebensunfähig. Ohne Enzyme gibt es keine uns bekannten Lebensformen.

Man sagt auch, daß Enzyme sowohl biologische wie chemische Katalysatoren, das heißt Beschleuniger, sind. Sie sind Eiweiße, aber auch mehr als das, denn sie haben einen vitalen Faktor, der nicht meßbar ist. Beim Menschen arbeiten alle Organe, Gewebe und Zellen mit Hilfe von Enzymen. Essen, Schlafen, Arbeiten, auch Denken und Fühlen sind von Enzymaktivitäten begleitet. Wir produzieren sie selbst. Und wir benötigen Enzyme aus der Nahrung und dazu andere Nährstoffe, die unsere körpereigenen Enzyme brauchen, um arbeiten zu können, beispielsweise Vitamine.

Enzyme beugen vor und helfen heilen

Enzyme in natürlich vorkommenden Pflanzen, in Blättern und Früchten wurden schon seit Urzeiten von der Menschheit als Heilmittel genutzt, ohne daß man etwas von ihnen wußte. Erst heute entdeckt man, welch universelle Kraft in ihnen steckt. In frischen Früchten oder in Gemüse, in Getreide, Fisch und Fleisch nehmen wir sie zu uns; wir können durch sinnvolle

Ernährung unsere Versorgung mit diesen lebenswichtigen Stoffen verbessern und so etwas für unser leibliches und seelisches Wohlbefinden tun. Darüber hinaus kann man sie in einem engeren medizinischen Sinn zu Heilzwecken einsetzen, und zwar in Form verschiedener Enzympräparate, die für bestimmte Krankheitsformen »komponiert« sind. In vielfacher alltäglicher Erfahrung, die inzwischen durch intensive klinische Studien belegt und erweitert wurden, haben sie sich bei einer verblüffend großen Palette von Erkrankungen allein oder in Verbindung mit anderen Arzneien als sehr wirksam erwiesen.

Warum Obst-Enzyme?

Warum beschäftigen wir uns in diesem Buch nun mit Obst-Enzymen? Für ein gutes Funktionieren unseres Körpers ist es notwendig, ein ausreichendes Maß bestimmter Enzyme möglichst regelmäßig zu sich zu nehmen. Zwar ernähren sich viele Zeitgenossen zunehmend mit pflanzlicher Kost, was sehr zu begrüßen ist, doch wird auch sie meist unter Hitzeeinwirkung zubereitet. Die lebenswichtigen Enzyme, die wir über unsere Nahrung aufnehmen müssen, sind jedoch sehr hitzeempfindlich, sie werden durch Kochen vernichtet. Enzyme sind in verschiedener Zusammensetzung und

Menge zwar in allen Lebensmitteln zu finden, doch ist Obst immer noch das Lebensmittel, das wir meistens und gewohnheitsmäßig roh verzehren. Im Obst sind also alle Enzyme noch in ihrer ganzen Fülle und Kraft vorhanden und wirksam.

Es ist sicher nicht erfolgversprechend und sinnvoll, alle Menschen zu Rohköstlern machen zu wollen. Aber wenn man versteht, warum es so gesund und energiespendend ist, viel Obst zu essen, ist man sicher in ganz anderer Weise dazu motiviert, sich auf eine enzymreichere Ernährung umzustellen. Daß dies mehr Gesundheit und Vitalität bringt, daran kann kein Zweifel mehr bestehen. Zu viele Menschen haben die heilsame und vitalisierende Kraft einer enzymreichen Ernährung oder der Einnahme von Enzympräparaten bereits am eigenen Leib erfahren.

Gewiß ist Ernährung nicht alles. Aber sie ist die Grundlage unseres Lebens. Und es ist sicher nicht unbedeutend, ob diese Basis uns guttut und uns sicher trägt oder ob wir mit viel Energieaufwand das, was wir hier nicht bekommen, auf einer anderen Ebene ausgleichen müssen. Wir hoffen jedenfalls, daß die Lektüre dieses Buches auch Ihnen Anstoß gibt, auch über Ihre Ernährung mehr Vitalität, Gesundheit und Lebensfreude in Ihren Alltag zu holen.

Die Entdeckung der Enzyme

Der Gebrauch von Enzymen ist schon seit Jahrtausenden bekannt, doch erst in den letzten 100 Jahren konnte man allmählich aufklären, was man da im einzelnen tat. Traubensaft in Wein umwandeln, das kann die Menschheit beispielsweise schon seit sehr langer Zeit. Daß und vor allem wie Enzyme daran beteiligt sind, war aber nicht klar. Man nahm zumindest an, daß hier Substanzen tätig sind, die den Vorgang der Gärung bewirken bzw. beschleunigen können. Diese Substanzen nannte man »Fermente«.

Von der Verwendung von Enzymen zu Heilzwecken lesen wir zum Beispiel in der Bibel. Im 2. Buch der Könige, Kapitel 20, wird folgendes berichtet: König Hiskia war tödlich erkrankt. Der Prophet Jesaja ging zu ihm und ermahnte ihn, noch alles Notwendige zu veranlassen, weil er sterben müsse. Doch Hiskia flehte zu Gott und wurde erhört. Gott sprach zu dem Propheten, daß er Hiskia weitere fünfzehn Jahre schenken wolle. Daraufhin kehrte Jesaja an das Krankenlager Hiskias zurück und sprach: »Bringt her ein Pflaster von Feigen!« Es wurde auf das Geschwür gelegt, und Hiskia wurde wieder gesund. Die enzymreiche Feige wurde in den Gebie-ten, wo Feigenbäume wachsen, von alters her zu therapeutischen Zwecken genutzt. Auf Wunden und Geschwüre aufgelegt – wobei man die Früchte oder die Blätter des Feigenbaums verwandte –, trug sie zur schnellen Heilung bei.

Ähnliche Methoden wurden bei uns jahr-hundertelang von Kräuterfrauen, Wund-ärzten und Badern angewandt. Natürlich verwendeten sie andere, einheimische Früchte und Kräuter.

Erste Versuche mit Stoffen, die man später Enzyme nannte, machte der französische Naturwissenschaftler René-Antoine de Réaumur, der von 1683 bis 1757 lebte und die nach ihm benannte Temperaturskala erfunden hat. Er beschäftigte sich mit der geheimnisvollen Kraft der Verwandlung der Nahrung bei der Verdauung in unserem Körper. Damals glaubte man noch allge-mein, daß die Nahrung im Magen lediglich mechanisch kleingemahlen und mit Ma-gensaft flüssig gemacht würde.

Réaumur und der italienische Naturforscher Lazzaro Spallanzani machten zusammen Experimente, indem sie Raubvögeln eine mit Fleischbrocken gefüllte, löchrige

Metallkapsel zu schlucken gaben. Und siehe da, die Kapsel kam unversehrt wieder heraus, das Fleisch darin jedoch war verschwunden. Spallanzani goß daraufhin Magensaft, den er Vögeln entnommen hatte, auf Fleischstücke und beobachtete, wie sie sich darin auflösten. Damit hatten sie bewiesen, daß im Magensaft etwas vorhanden sein mußte, was das Fleisch verdauen konnte.

Im vorigen Jahrhundert begann man schließlich, sich diesen geheimnisvollen Vorgängen genauer und hartnäckiger wissenschaftlich zu nähern. Louis Pasteur war unter den ersten, die mehr oder weniger zufällig auf die Existenz von Enzymen stießen. Wir kennen Louis Pasteur als Pionier der Erforschung von Infektionskrankheiten und der Rolle von Bakterien (in dem Begriff »pasteurisierte Milch« ist er sozusagen verewigt).

Pasteur hatte 1865 als Chemieprofessor einen Studenten, der Sohn eines Alkoholfabrikanten war. Und dieser hatte immer wieder erfahren müssen, daß der verwendete Rübenzucker nicht zu Alkohol vergor, sondern zu einer trüben, nach saurer Milch riechenden Brühe wurde. Pasteur untersuchte die Flüssigkeiten in den Fässern und fand unterschiedliche Zellen darin. In den »gelungenen« Fässern waren es Hefezellen, in den »verdorbenen« Bakterien des Stammes Lactobacillus, die Milch vergären. An beiden Gärungsvorgängen waren also lebende Zellen beteiligt. Pasteur verkündete daraufhin, daß nur lebende Zellen als »Fermente« arbeiten könnten.

Andere Wissenschaftler suchten und experimentierten weiter. Vor allem der französische Chemiker Marcelin Pierre Berthelot (1827–1907) und der deutsche Chemiker Eduard Buchner (1860–1917) konnten Fermente isolieren, die ihre Wirksamkeit auch ohne lebende Zellen entfalteten. Diese nannte man dann Enzyme.

Der Streit um die Anerkennung dieser Befunde zog sich noch hin, doch 1907 bekam Buchner für seine Forschungen über die zellfreie Gärung den Nobelpreis, und spätestens da hatte sich die neue Wissenschaft der Biochemie endgültig etabliert.

Bis heute sind die Enzyme und ihre Wirkungen noch längst nicht erschöpfend erforscht. Doch das, was wir bislang wissen, genügt, um sagen zu können, daß sie zu den universell wirksamsten, lebensnotwendigsten Substanzen gehören.

Die Biochemie der Enzyme

Wie können wir uns diese universellen Zaubersubstanzen vorstellen? Enzyme sind zunächst einmal Eiweißmoleküle, die wie alle Eiweiße aus insgesamt zwanzig verschiedenen Aminosäuren zusammengesetzt sind. Die etwa 4000 Enzyme, die wir bisher kennen (insgesamt tippt man auf über 40 000 verschiedene Enzyme), unterscheiden sich lediglich darin, aus wievielen dieser zwanzig Aminosäuren sie bestehen und wie diese angeordnet sind. Welche Aufgaben haben nun die Enzyme, wie wirken sie? Wie kommunizieren und kooperieren sie miteinander?

Enzyme sind, wie bereits angedeutet, fast überall am Werk, wo biologische Prozesse ablaufen. Es würde den Rahmen dieses Buches sprengen, wollte man einigermaßen erschöpfend aufzählen, wo sie überall beteiligt sind.

Enzyme machen Malz und Hopfen zu Bier und Traubensaft zu Wein, verwandeln Teig in Brot, lassen Milch zu Käse reifen, schützen Pflanzen vor Bakterien, lassen Glühwürmchen leuchten. Sie sind an einer Unzahl von Stoffwechselprozessen in unserem Körper beteiligt, die es ermöglichen, daß wir leben. Die moderne Wissenschaft ermöglicht uns auch, sie künstlich herzustellen und in verschiedenen Bereichen des Alltags einzusetzen; sie sind zum Beispiel wichtiger Bestandteil von Waschmitteln, sie helfen, Flecken zu entfernen und Ölteppiche im Meer zu bekämpfen. Uns interessieren hier natürlich vor allem die Enzyme, die unser Körper selbst herstellt, und diejenigen, die wir mit der Nahrung zu uns nehmen.

Schloß und Schlüssel

Enzyme sind höchst komplizierte Moleküle, und das nicht zufällig. Die biochemischen Vorgänge in unserem Körper sind fast unvorstellbar vielfältig, und in diesen Vorgängen haben die Enzyme ihren ganz individuellen Platz. Jedes Enzym ist spezialisiert auf eine bestimmte Wirkung, und es kann diese Wirkung nur bei einem bestimmten »Substrat« erzielen, etwa einem ganz bestimmten Eiweiß, Fett oder Zucker. Deswegen spricht man auch davon, daß ein Enzym auf ein Substrat wirkt, wie ein Schlüssel in ein Schloß paßt. Diese grundlegende Eigenschaft der Enzyme wird Wirkungsspezifität und Substratspezifität genannt.

In unserem Körper haben Enzyme vorwiegend zwei große Aufgaben: Sie setzen entweder Stoffe zu neuen Stoffen zusammen – das ist die Gruppe der anabolen Enzyme, die etwa fünf Prozent aller körpereigenen Enzyme ausmachen. Oder – der große Rest – sie spalten Stoffe in kleinere Teile auf, dann werden sie katabole Enzyme genannt.

Zerkleinern, transportieren, aufbauen

Grob kann man sich den Ablauf der Enzymtätigkeit in unserem Körper etwa so vorstellen. Da sind zunächst die Verdauungsenzyme. Sie zerlegen die im Nahrungsbrei enthaltenen Stoffe in kleine, transportierbare und verwertbare Bestandteile. Die Transportenzyme sorgen dafür, daß diese kleinen Teile zur Bestimmungszelle transportiert werden. An den Zellwänden sind wiederum bestimmte Enzyme tätig, um zu kontrollieren, was in die Zelle hineindarf – längst nicht alles wird hineingelassen.

Im Zellinneren wird weitergearbeitet. Die angekommenen Rohstoffe werden in die für die Erhaltung des Körpers nötigen Stoffe umgebaut. Zum Beispiel werden unter Mitwirkung von Enzymen Zuckerstoffe zur Glukose umgewandelt, die den wichtigsten Energieträger darstellt. Die sogenannten Mitochondrien, die Energiezentralen in den Zellen, können – wieder mithilfe von Enzymen – die Energie der Glukose entnehmen, ein Vorgang, bei dem Sauerstoff verbraucht und Kohlendioxid erzeugt wird. Andere Enzyme sind in der Vorratshaltung beschäftigt und sorgen dafür, daß ein Überangebot an Energie in eine speicherfähige Form gebracht wird.

Ein Netzwerk voneinander abhängiger Spezialisten

Faszinierend ist die enorme Fähigkeit von Enzymen, miteinander zusammenzuarbeiten. Denn wenn so ein Riesenhaufen von Spezialisten etwas Ganzes, Gemeinsames zuwege bringen wollen, müssen sie sich präzise aufeinander abstimmen. Wenn erforderlich, schließen sie sich zusammen und tauschen mit anderen Enzymzusammenschlüssen Informationen aus. Ziel ist offenbar, das optimale Gleichgewicht im Organismus herzustellen und aufrechtzuerhalten.

Enzyme funktionieren in einem Netzwerk. Es gibt kein »enzymatisches Staatsoberhaupt«, alle Enzyme wirken für das gemeinsame Ziel, optimale Lebensbedingungen für den Organismus als Ganzes zu erreichen. Wären wir Menschen in der Lage, eine gemeinsame Lebensform zu wählen, die optimale Lebensbedingungen für jedes einzelne Lebewesen und damit auch für die ganze Menschheit zum Ziel hat, wie es offenbar die Enzyme tun, hätten wir die ideale Form eines Gemeinwesens gefunden.

Um das ideale Gleichgewicht im Organismus zu erhalten, arbeiten die Enzyme oft in Stufen hintereinander, sogenannten Enzymkaskaden. Wie in einem Staffellauf aktiviert ein Enzym das nächste, das wieder eines aktiviert und so weiter, bis ein letztes in der Kette schließlich die beabsichtigte Wirkung ausüben kann. Dies spart zum einen Energie, zum anderen geschieht es auch aus Sicherheitsgründen. Kein Enzym hat soviel »Macht«, daß es das ganze System durcheinanderbringen könnte.

Wichtig ist dies bei Prozessen, wo nur ein relativ schmaler Spielraum zwischen Zuviel und Zuwenig besteht, beispielsweise bei der Blutgerinnung. Der Körper muß sehr flexibel und schnell auf innere und äußere Verwundungen reagieren. Einerseits muß gesichert werden, daß der Mensch nicht verblutet. Die notwendige Reaktion des Körpers darf aber nur auf die betreffende Stelle wirken, nirgendwo anders. Und ist die Wunde abgedichtet, muß sofort wieder auf normale Tätigkeit umgeschaltet werden. Es ist lebenswichtig, daß das System rasch wieder zum alten Zustand zurückkehrt, um die Gerinnung von zuviel Blut zu verhindern, wodurch sich beispielsweise lebensbedrohende Blutgerinnsel in den Adern bilden könnten. Wie funktioniert nun diese Sicherung?

Wieso fressen Enzyme sich nicht gegenseitig auf?

Wie regeln die Enzyme, daß weder zuviel noch zuwenig getan wird? Man hat sich auch lange gefragt, wieso Enzyme, die Eiweiße sind und als Verdauungsenzyme auch Eiweiße verdauen, sich nicht selbst auffressen. Oder warum sie bei der Spaltung von Eiweiß in unserer Nahrung aufhören und nicht munter weitermachen, beispielsweise mit unseren ebenfalls größtenteils aus Eiweiß bestehenden Magenzellen. Hier ist eine doppelte Sicherung vorhanden.

Die Enzyme, die unser Organismus ständig neu hervorbringt, sind zunächst nicht aktiv. Sie besitzen eine spezielle Aminosäure, die ihre Aktivität blockiert, und sind deswegen sozusagen noch nicht entsichert. Diese inaktiven Enzyme schwimmen zu Millionen in unseren Blutbahnen und im Lymphstrom umher und warten auf den Einsatz. Den Einsatzbefehl kann nur ein ganz bestimmter Sicherheitstrupp der Enzyme geben. Diese entfernen die Aminosäure, die die Aktivität des Enzyms blockiert hat. Das Enzym ist dann erst bereit zum Empfang der Substanz, auf die es spezialisiert ist.

Eine zweite Sicherung bilden die Enzymhemmer. Wenn die Anzahl der aktivierten Enzyme zu groß wird, treten sie in Aktion. Auch sie sind wieder hochspezialisiert. Ein einzelnes überschießendes Enzym kann nur von einem ganz speziellen Enzymhemmer lahmgelegt werden. Diese Hemmer lagern sich an das aktive Zentrum von Enzymen an und setzen sie damit außer Gefecht. Sie bleiben teilweise für den Rest des Enzymlebens dort oder sie lichten wieder Anker und machen sich auf und davon. Das »befreite« Enzym kann dann aktiv weitermachen.

Außer den körpereigenen Enzymhemmern, die eine lebensnotwendige Funktion ausüben, gibt es jedoch auch noch körperfremde Enzymhemmer. Viele Gifte aus der Umwelt gehören dazu, so vor allem Kohlenmonoxid und Schwermetalle wie Quecksilber, Kupfer, Kadmium und Blei. Da unser Körper sie nicht zu einem bestimmten Zweck selbst herstellt, können sie, wenn sie im Übermaß in unseren Organismus gelangen, schweren Schaden anrichten. In der Medizin werden bestimmte Enzymhemmer auch ganz gezielt eingesetzt, um in den Stoffwechsel eingreifen zu können. Aspirin gehört beispielsweise dazu. Es hemmt die Enzyme, die im Blutgerinnungs- und Entzündungsablauf eine Rolle spielen. Es kann daher das Blut dünnflüssiger machen und Entzündungen und Schmerzen lindern.

Enzyme benötigen ideale Arbeitsbedingungen

Alle bisher beschriebenen Prozesse gehen teilweise in atemberaubendem Tempo vor sich. Die »langsamsten« Enzyme schaffen es immerhin, ungefähr zwei Substratmoleküle pro Sekunde zu verändern. Die schnellsten erledigen pro Sekunde dagegen 36 Millionen!

Enzyme benötigen ganz bestimmte Arbeitsbedingungen. Je nach ihrer Spezialisierung fühlen sie sich entweder in einem mehr sauren Milieu oder in einer eher basischen Umgebung in unserem Organismus wohl. Auch an die Temperatur stellen sie ganz bestimmte Anforderungen. Wenn die Temperatur in einer Zelle unter eine bestimmte Grenze sinkt, drosseln die meisten Enzyme ihre Aktivität oder stellen ihre Tätigkeit ganz ein. Dieses Faktum macht man sich beispielsweise beim Einfrieren von Lebensmitteln zunutze. Die Enzyme, die die Nahrung abbauen und auch für Gärung oder Fäulnis zuständig sind, legen die Arbeit nieder und machen eine Pause. Dadurch bleiben Lebensmittel länger frisch.

Bei Fieber wiederum arbeiten auch die Enzyme fieberhaft. Allerdings nur bis zu einem bestimmten Punkt. Denn bei Temperaturen über 45 bis 50 Grad Celsius werden unsere körpereigenen Enzyme zerstört. Am wohlsten fühlen sie sich bei der normalen Körpertemperatur von 37 Grad.

Coenzyme, die notwendigen Partner

Viele körpereigenen Enzyme benötigen, um überhaupt arbeiten zu können, die Hilfe anderer Stoffe, die man als Coenzyme (gesprochen Ko-Enzyme) bezeichnet. Es sind dies vor allem Vitamine, Mineralstoffe und Spurenelemente. Fehlen sie, wird die Aktivität vieler Enzyme gedrosselt oder lahmgelegt, und die von ihnen gesteuerten Körperfunktionen sind unterbrochen. Dies ist ein weiterer Grund, warum Obst bei der Enzymversorgung so wichtig ist: Es enthält nicht nur Enzyme, sondern auch die unverzichtbaren Partner in großem Ausmaß.

Hängen unsere Lebensdauer und die der Enzyme zusammen?

Jedes Enzym verändert sich im Laufe seines Lebens, altert und stirbt irgendwann ab. Manche Enzyme leben nur etwa zwanzig Minuten und müssen durch neue ersetzt werden. Andere sind viele Wochen lang aktiv.

Jede Anstrengung unseres Körpers, ob sie gering ist oder groß, verbraucht Enzyme. Je größer der Streß, je mehr Arbeit Enzyme verrichten müssen, desto höher ist der Verschleiß an Enzymen. Deswegen benötigen wir insbesondere bei Krankheiten und in Streßzeiten, in denen der Organismus auf Hochtouren tätig ist, genügend Zufuhr von außen über die Nahrung.

Manche Wissenschaftler behaupten, daß jeder Organismus möglicherweise ein genetisch festgelegtes Enzymkonto hat. Ist es aufgebraucht, sterben wir. Vielleicht ist es aber auch so, daß sowohl unsere Lebensdauer als auch die Lebensdauer der Enzyme abhängig sind von der uns zur Verfügung stehenden Lebensenergie, die nicht einfach ein Produkt der Enzyme in unserem Organismus ist, sondern von etwas Drittem abhängt, dem, was das eigentlich Lebendige ausmacht, eine Größe, die eigentlich niemand genau kennt.

Wie dem auch sei: Durch enzym- und coenzymreiche Ernährung können wir Krankheitsprozesse und verfrühtes Altern – oder positiv ausgedrückt: Gesundheit, Wohlbefinden und ein langes Leben – offenbar effektiv zu unseren Gunsten beeinflussen.

Werfen wir nun noch einen kurzen Blick darauf, was in unserem Organismus aufgrund der Aktivität der Enzyme passiert, damit wir verstehen, wie wichtig und unverzichtbar diese kleinen Helfer für unsere Gesundheit und unser Wohlergehen sind.

Enzyme in unserem Körper

Enzyme werden auch als Katalysatoren, das heißt Beschleuniger von Prozessen, bezeichnet. Man hat errechnet, daß eine Reaktion, die von einem Enzym katalysiert wird, im Durchschnitt eine Million mal schneller abläuft als ohne das Enzym. Wir könnten nicht einen einzigen Tag überleben ohne Enzyme. Abgesehen von der zentral wichtigen Zellatmung, für die wir sie benötigen, sind sie für die gesamte Verdauung in unserem Körper unerläßlich. Wissen Sie, wie lange es zum Beispiel dauern würde, bis ein einziger Bissen Fleisch ohne die Mithilfe von Enzymen zerlegt und durch die Darmwand hindurch zu den einzelnen Zellen des Körpers gelangt wäre? Ganze 1000 (in Worten: eintausend) Jahre! Und wir müßten ungefähr 60 000 Jahre warten, bis aus einem Glas Traubensaft ein Glas Wein vergoren wäre.

Die Verdauung

Sehen wir uns an, wie die Enzyme den Verdauungsprozeß bewerkstelligen. Sie wissen, daß Ihnen beim Gedanken an Ihre Lieblingsspeise buchstäblich das Wasser im Mund zusammenläuft. In Ihrem Speichel befinden sich bereits, wie könnte es anders sein, eine Menge Enzyme, die den Verdauungsprozeß einleiten. Man nennt sie Amylasen. Sie spalten die Stärke-Moleküle in der Nahrung in handlichere Portionen. Durch den Gedanken an das Essen oder die innere Einstellung und Freude darauf kann sich die richtige Menge an Enzymen im Speichel ansammeln und wichtige Vorbereitung für die weitere Verdauung leisten. Kommt die Nahrung dagegen schlecht zerkaut und von einem Menschen, der das Essen gedankenlos, in Streß oder beim Zeitunglesen in sich hineinstopft, in den Magen, gibt es Probleme. Denn die Enzyme im Magen müssen sich nun mit Aufgaben beschäftigen, für die sie eigentlich nicht da sind. Darüber hinaus sind im Speichel auch Enzyme tätig, die bereits viele Krankheitserreger, die sich in der Nahrung befinden, vernichten. Und durch gründliches Kauen ist gewährleistet, daß genügend Enzyme an die Speisen herankommen.

Die richtige Einstimmung auf das Essen, Zeit, Ruhe und eine ansprechende Umgebung sowie gründliches Kauen sind also für die optimale Arbeit der Enzyme und eine gesunde Verdauung wichtiger, als wir so gemeinhin denken.

Im Magen befinden sich viele Enzyme, zum Beispiel Pepsin. Ist der Speisebrei aus dem Mund dort angekommen, werden schon einmal bestimmte Hormone losgeschickt, um der Gallenblase und der Bauchspeicheldrüse zu melden, daß Enzyme bereitgestellt werden müssen. Der Magen beginnt dann, sich rhythmisch zusammenzuziehen, um den Brei ordentlich zu mischen. Auf diese Weise kommt die Magensäure überall heran und kann Krankheitskeime vernichten. Härtere Nahrungsbestandteile werden angeätzt und weich gemacht, damit die später hinzukommenden Enzyme leichtere Arbeit haben. Das eiweißspaltende Pepsin beispielsweise, das sich in dem sauren Magenmilieu wohlfühlt, zerlegt jedes Stück Eiweiß, das wir zu uns nehmen, in einzelne kleine Fasern.

Die Magenschleimhaut, die die gesamte Innenwand unseres Magens auskleidet, verhindert im übrigen, daß die Magensäure die Magenwände angreift. Auch dagegen, daß Pepsin den Magen selbst anfangen würde zu zerlegen, bildet sie einen Schutz neben den enzymeigenen Kontrolltruppen, die aufpassen, daß das nicht geschehen kann.

Zuviel Streß, zuviel Kaffee, Tee, Alkohol und Nikotin greifen die Magenschleimhaut an. Sie wird für die Magensäure durchlässig, Magengeschwüre können die Folge sein.

Im Zwölffingerdarm wird der saure Mageninhalt neutralisiert, und weitere Enzyme setzen die Aufspaltung der Nahrungsbestandteile fort. Die Bauchspeicheldrüse ist der größte Lieferant von Verdauungsenzymen. In diesem Abschnitt des Darms findet die Hauptarbeit statt.

Die Gallenflüssigkeit, die von der Leber produziert wird, löst vor allem Fett in winzige kleine Fettkügelchen auf (das Fett wird emulgiert), so daß die fettspaltenden Enzyme Fettsäuren daraus machen können. Diese können durch die Darmwand hindurch ins Blut gelangen und zu den einzelnen Zellen transportiert werden. Auch fettlösliche Vitamine wandern auf diesem Weg in unsere Blutbahn.

Im Dünndarm ist die Arbeit wie an einem Fließband organisiert. Die Nahrungsbestandteile, die soweit »fertig« sind, werden herausgeholt und durch die Wand des Dünndarms in den Blutkreislauf geschleust. Was nicht verwertbar erscheint, wird weitergeschoben in den Dickdarm. Dort wird der Rest erledigt.

Mithilfe der Darmbakterienflora wird noch eine Nachauswertung vorgenommen. Bestimmte Vitamine, zum Beispiel Vitamin K, sind ein wichtiges Nebenprodukt, das wir durch die Arbeit der Bakterien in unserem Darm gewinnen können. Hier zeigt sich auch, wie wichtig die Aufnahme von genügend Ballaststoffen ist. Sie hindern nämlich die Bakterien daran, schädliche Enzyme freizusetzen, die harmlose Stoffe in krebserregende umwandeln können.

Dem übrigbleibenden Rest wird das Wasser entzogen. Dann gelangt er in den Enddarm, wo er auf die Ausscheidung wartet. Die Verdauung ist jetzt abgeschlossen.

Kraftwerke in unseren Zellen

Begleitet von Enzymen, die auf den Transport spezialisiert sind, machen sich die zerkleinerten Nährstoffe auf den Weg zu den Zellen unseres Organismus, um dort ihre letzte Metamorphose, die Umwandlung in Energie und zu körpereigenen Substanzen, zu erfahren.

In den Zellen werden die angekommenen Nährstoffe mit Hilfe von Enzymen weiter zu kleinsten einfachen Molekülen umgewandelt. Aus Kohlehydraten wird Einfachzucker in Form von Glukose oder Fruktose, aus Fetten werden Fettsäuren und aus Eiweißen Aminosäuren. Dann geht es ins Zentrum, zu den Kraftwerken der Zellen, den sogenannten Mitochondrien, wo sie in Energie umgewandelt werden.

Denn es kommt jetzt darauf an, möglichst viel Energie aus den angelieferten Rohstoffen zu gewinnen. Je nachdem, um welche Zelle es sich handelt, benötigt sie diese Energie für die unterschiedlichsten Aufgaben – die Produktion von körpereigenen

wichtigen Substanzen und zur Ausführung bestimmter Leistungen, auf die sie spezialisiert ist.

Der »Strom«, den alle Zellen für diese Prozesse benötigen, wird mit Hilfe von Sauerstoff und speziellen Enzymen hergestellt. Zunächst werden die Einfachmoleküle zu Kohlendioxid und Wasser umgebaut. Weil dabei Sauerstoff benötigt wird, nennt man diesen Vorgang auch Zellatmung. Daran sind wiederum viele Enzyme beteiligt, die zu den wichtigsten in unserem Körper gehören. Denn ohne diese Atmung könnte keine Zelle überleben und damit auch wir nicht.

Hat die Zelle ausreichende Mengen an Energie produziert, geht es los mit der eigentlichen Arbeit der Zellen. Sie produzieren Substanzen, die für den ganzen Körper wichtig sind, zum Beispiel Knochen und Bindegewebe, Hormone, Abwehrstoffe für das Immunsystem oder weitere Enzyme. Und sie benötigen Energie für ihre speziellen Funktionen: Nervenzellen brauchen Energie, um Signale zu übertragen, die Leberzellen, um den Körper zu entgiften, die Muskelzellen, um sich zusammenziehen zu können und so weiter. Was nicht unmittelbar gebraucht wird, speichert die Zelle – wiederum mit Hilfe von Enzymen – für ihre Vorratshaltung.

Ausscheidung

Auch bei der Müllabfuhr des Körpers sind Enzyme angestellt. Ein Teil des täglichen Abfalls, der in unserem Körper durch den Stoffwechsel anfällt, wird über den Darm ausgeschieden, den anderen Teil erledigen die Nieren. Sie sind die Kläranlagen des Körpers. Zum einen werden Schadstoffe, überschüssige Mineralien, Abbauprodukte zum Beispiel von Medikamenten etc. ausgefiltert.

Zum anderen wird hier der Säuregehalt des Blutes und der Körperflüssigkeiten zentral gesteuert, die einen bestimmten pH-Wert brauchen, um optimal zu funktionieren. Auch der Blutdruck wird über die Niere reguliert. Die Facharbeiter, die diese Aufgaben erledigen, sind wiederum Enzyme, vor allem eines mit dem Namen Renin.

Enzyme, die Gesundheitspolizei

Bei der Blutgerinnung ist wiederum ein wichtiges Enzym an der Arbeit. Es heißt Fibrin und fängt an, sobald sich ein Mensch verletzt und blutet, Blutkörperchen miteinander zu verkleben. Dadurch entsteht ein Blutgerinnsel, ein Thrombus. Kontrollsysteme sorgen in einem gesunden Organismus dafür, daß nicht zuviele Thromben produziert werden, was, wie man weiß, lebensgefährlich werden kann.

Enzyme sind auch in der zentralen Schutzorganisation unseres Organismus beteiligt – dem Immunsystem. Zum einen helfen sie direkt mit bei der Abwehr von Krankheitskeimen, zum Beispiel in den Freßzellen des Immunsystems. Zum anderen sind sie in der Lage, die Tätigkeit vieler Abwehrzellen zu Spitzenleistungen anzukurbeln.

Eine Leistung des Immunsystems ist die Produktion von Antikörpern. Das sind Eiweißstoffe, die auf einen bestimmten Erreger spezialisiert sind. Taucht er im Blut auf, haftet sich ein Antikörper an ihn. So entsteht eine feste Verbindung, die Immunkomplex genannt wird. Die Antikörper in diesem Immunkomplex senden weitere Signale aus, um zusätzliche Hilfstruppen heranzuführen, das sogenannte Komplementsystem, an dem eine ganze Reihe von Enzymen beteiligt sind. Diese werden schnell bereitgestellt und zerstören den Eindringling. Das ist der normale Vorgang in einem gesunden Körper.

Manchmal setzt sich ein Krankheitserreger jedoch auch in einem Organ oder im Gewebe fest. Die Antikörper finden ihn hier zwar auch und haften sich an ihn. Doch wenn die Enzyme des Komplementsystems zu Hilfe eilen, besteht die Gefahr, daß das Organ oder Gewebe bei dem massiven »Beschuß« mitbeschädigt wird. Das ist unter Umständen gefährlich, denn es kann ein Herd chronischer Entzündung entstehen, oder es werden aufgrund einer Fehlsteuerung des Komplementsystems körpereigene Gewebe mitzerstört. Dies ist der Fall bei sogenannten Autoimmunerkrankungen.

Enzyme haben nun die Fähigkeit, krankmachende Immunkomplexe in den Organen oder im Gewebe wieder loszulösen und zurück ins Blut zu schicken, so daß sie von den Freßzellen des Immunsystems erledigt werden können. Diese Eigenschaft macht Enzyme zu einer vielversprechenden Substanz für die Medizin und damit zu einem wichtigen Gegenstand der Forschung und Erprobung. Doch davon später.

Auch in der Steuerungszentrale des menschlichen Organismus, dem zentralen Nervensystem, sind Enzyme beschäftigt.

Sie helfen bei der Synthese der wichtigen Signalstoffe der Nervenzellen, und sie sitzen an den Schalt- und Umschaltstellen der Nerventätigkeit. Sie sorgen somit an wichtiger Stelle unter anderem dafür, daß das Nervensystem reibungslos funktioniert.

Zuwenig Enzyme im Körper können lebensbedrohliche Prozesse auslösen. Aber auch ein Zuviel an Enzymen ist nicht gut. Das kann beispielsweise passieren, wenn ein Organ, das Enzyme produziert, erkrankt. Zu den möglichen gesundheitlichen Folgen eines Überschusses an Enzymen zählen Entzündungen, Depressionen, zu hoher Blutdruck, Wasseransammlungen in den Geweben oder Herzschwäche, um nur einige Beispiele zu nennen.

Vitamine und Spurenelemente – unentbehrliche Partner der Enzyme

Vitamine, Mineralstoffe und Spurenelemente sind an Tausenden von wichtigen Enzymaktivitäten beteiligt. Sie werden entweder als sogenannte Coenzyme im aktiven Zentrum der Enzyme eingebaut und tragen die Enzymtätigkeit mit, oder sie halten die Enzyme in ihrer aktiven Form. Unter den Vitaminen sind vor allem die Vitamine der B-Gruppe und Vitamin C als Coenzyme wichtig.

Vitamin B1 – Vitamin für Lebensfreude

Dieses Vitamin, auch Thiamin genannt, ist der Grundbaustein eines Coenzyms, das Gehirn und Nervenzellen unterstützt. Es ist ein richtiges Nerven-Vitamin, das unsere Lebensfreude ankurbeln kann.

Anzeichen für Thiamin-Mangel
- *Müdigkeit*
- *Reizbarkeit*
- *Schlafstörungen*
- *Verstopfung*
- *Depressionen*
- *Konzentrationsschwäche*
- *Herzrhythmusstörungen*
- *Prickeln (»Nadelstiche«) in den Beinen*

Wichtige Vitamin-B1-Lieferanten
- *Weintrauben*
- *Bananen*
- *Weizenkeime*
- *Volllkornprodukte*
- *Bohnen*
- *Fisch*
- *Schweinefleisch*
- *Pflaumen*
- *Ananas*
- *Nüsse*
- *Naturreis*
- *Eier*
- *Innereien*

Vitamin B2 – das Anti-Streß-Vitamin

Vitamin B2 (Riboflavin) bildet den wichtigen Teil zweier Enzyme, die vor allem die Energieproduktion und die Zellatmung ankurbeln. Sobald diese Enzyme nicht funktionieren oder zuwenige da sind, ist die Atmungskette der Zellen blockiert. Sie sterben ab – wenn dies in zu großem Ausmaß passiert, bekommen wir ein echtes Problem.

Außer an der Atmung der Zellen sind die Coenzyme auch am Aufbau von Fettsäuren und am Umbau zahlreicher lebenswichtiger Verbindungen beteiligt.

Anzeichen für Vitamin-B2-Mangel

- *juckende Haut*
- *rissige Mundwinkel und Lippen*
- *Haarausfall*
- *Sehstörungen*
- *Probleme beim Urinieren*
- *Schlafstörungen*
- *Depressionen*
- *Konzentrationsschwäche*

Wichtige Vitamin-B2-Lieferanten

- *Ananas*
- *Pflaumen*
- *Milch und Milch-produkte*
- *Vollkornprodukte*
- *Weizenkeime*
- *Hefe*
- *Trauben*
- *Eier*
- *Fleisch*

Anzeichen für Vitamin-B3-Mangel

- *Verdauungsstörungen*
- *Appetitlosigkeit*
- *Mundgeruch*
- *rissige Haut*
- *Kopfschmerzen*
- *Konzentrationsschwäche*
- *Reizbarkeit*
- *Depressionen*

Wichtige Vitamin-B3-Lieferanten

- *Melonen*
- *Pfirsiche*
- *Weintrauben*
- *Johannisbeeren*
- *Vollkorn*
- *Hülsenfrüchte*
- *mageres Fleisch*
- *Aprikosen*
- *Pflaumen*
- *Mangos*
- *Bananen*
- *Kartoffeln*
- *Nüsse*
- *Fisch*

Vitamin B3 – für gute Nerven

Diese Vitamine, auch Niacin oder Nikotinsäure genannt, sind die Grundbausteine für ein Coenzym, das die Hauptrolle in der Atmung der Zellen spielt. Durch sie ist die Zelle imstande, Sauerstoff energiebringend zu verwerten.

Des weiteren hilft das Vitamin bei der Synthese von Fettsäuren und senkt den Cholesterinspiegel. Es hilft beim Umbau von Aminosäuren sowie beim Abbau von Glucose. Und es nimmt teil an der Biosynthese von Hormonen, die für eiserne Nerven, Konzentration und gute Laune verantwortlich sind.

Vitamin B5 macht fit und schlank

Vitamin B5, auch Pantothensäure genannt, ist Bestandteil des Coenzyms A, der Urzelle der Vitalität und Energie. Ohne dieses Coenzym wäre der Auf- und Abbau von Kohlehydraten, Fettsäuren und Aminosäuren nicht möglich. Auch bei der Glucose-Verbrennung in den Zellkraftwerken ist es unerläßlich. Im Gehirn ist es beteiligt an der Produktion der Substanz Acetylcholin, die in der Signalübertragung der Zellen des Nervensystems eine große Rolle spielt. Pantothensäure hemmt Entzündungen, weil sie an der Produktion des körpereigenen Cortisons beteiligt ist, das, nebenbei gesagt, auch den Fettabbau aus Speckpolstern unterstützt. Deswegen hilft Vitamin B5 indirekt, schlank zu bleiben oder zu werden.

Anzeichen für Vitamin-B5-Mangel

- *Schmerzen in den Gelenken*
- *Haarausfall*
- *Muskelkrämpfe*
- *Konzentrationsschwäche*
- *Sehstörungen*
- *Fettleibigkeit*

Wichtige Vitamin-B5-Lieferanten

- *Aprikosen*
- *Feigen*
- *Mangos*
- *Trauben*
- *Orangen*
- *Gemüse*
- *Eigelb*
- *Datteln*
- *Johannisbeeren*
- *Ananas*
- *Pflaumen*
- *Papayas*
- *Weizenkeime*
- *Fisch*

Vitamin B6 sorgt für Vitalität

Die wichtigste Leistung von Vitamin B6 (Pyridoxin) liegt in der Mitwirkung am Stoffwechsel der Aminosäuren, den Grundbausteinen aller Eiweißverbindungen. Es ist am Einbau des Erbguts in unseren Zellkernen beteiligt und damit auch an der Möglichkeit, daß beschädigte Zellen repariert und neue gebildet werden. Es hilft bei der Produktion der roten Blutkörperchen und liefert in der Leber die Enzyme, die die Stoffwechselverwertung von Eiweiß regulieren. Es hat insgesamt über 120 Enzym-Aufgaben in seinem Repertoire.

Anzeichen für Vitamin-B6-Mangel

- *Müdigkeit*
- *Ängste, Depressionen*
- *Nervosität*
- *Kreislaufprobleme*
- *Konzentrationsschwäche*
- *Sehschwierigkeiten*
- *Muskelschwäche*
- *Haarausfall*
- *Gelenkentzündungen*

Wichtige Vitamin-B6-Lieferanten

- *Bananen*
- *Melonen*
- *Stachelbeeren*
- *Kirschen*
- *Avocados*
- *Hülsenfrüchte*
- *Fisch*
- *Mangos*
- *Pflaumen*
- *Trauben*
- *Feigen*
- *Kartoffeln*
- *Weizenkeime*
- *Geflügel*

Vitamin B 12 – wichtig für Gehirn und Nerven

Es gehört zu den erstaunlichsten Vitaminen. Im ganzen Leben brauchen wir nur etwa so viel, wie ein Reiskorn wiegt. Es heißt auch Coenzym B12 und arbeitet eng mit Folsäure, Vitamin B5 und C zusammen. Es ist dynamisch am Stoffwechsel von Eiweißen, Kohlehydraten und Fetten beteiligt, sorgt für rote Blutkörperchen und ein gutes Nervenkostüm, indem es zum Beispiel die Schutzschicht unserer Nervenzellen stabilisiert.

Anzeichen für Vitamin-B12-Mangel

- *Müdigkeit*
- *Nervosität*
- *Depressionen*
- *Menstruationsbeschwerden*
- *Taubheitsgefühl in Armen und Beinen*
- *Gehbeschwerden*

Wichtige Vitamin-B12-Lieferanten

- *Milch und Milch-produkte*
- *Eier*
- *Fleisch*
- *Fisch*
- *Seealgen*

Biotin – für die Schönheit von Haut und Haaren

Biotin, auch Vitamin H genannt, ist ein fester Bestandteil des Biotin-Enzyms, das vor allem am Aufbau und Abbau von Kohlehydraten beteiligt und für den Aufbau von Zellwänden, Knochen, Knorpeln und Bindegewebe sehr wichtig ist. Es kann daher mit Fug und Recht als Schönheitsvitamin für Haut und Haar bezeichnet werden. Darüber hinaus ist Biotin an der Fettverbrennung beteiligt. Besonders wichtig ist die Versorgung mit Biotin bei Langzeitbehandlungen mit Antibiotika, da durch sie die Bakterien im Darm, die dieses Vitamin produzieren, zerstört werden können. Auch einseitige Ernährung mit Fast-Food-Produkten führt zu Biotin-Mangel.

Anzeichen für Biotin-Mangel

- *Schwäche*
- *Müdigkeit*
- *Depressionen*
- *Appetitlosigkeit*
- *Haarausfall*
- *Ekzeme*

Wichtige Biotin-Lieferanten

- *Trauben*
- *Pflaumen*
- *Kirschen*
- *Feigen*
- *Grapefruit*
- *Datteln*
- *Pilze*
- *Leber*
- *Stachelbeeren*
- *Orangen*
- *Himbeeren*
- *Bananen*
- *Melonen*
- *Eigelb*
- *Erdnüsse*

Folsäure – das Vitamin für gute Laune

Die Enzyme, die mit Folsäure (einem B-Vitamin) zusammenarbeiten, werden vor allem zur Synthese unseres Erbgutes in den Zellen und zur Herstellung des roten Blutfarbstoffs benötigt. Folsäure stimuliert die Produktion der Magensäure und hat wichtigen Anteil an unserer guten Laune, da es beim Stoffwechsel des Nerven-Eiweißstoffes Methionin mitbaut.

Anzeichen für Folsäure-Mangel

- *Müdigkeit*
- *Unruhezustände*
- *Angstgefühle, Depressionen*

- ! *Schlafstörungen*
- ! *Zerstreutheit*
- ! *Verdauungsstörungen*
- ! *Anämie*

- ! *Haarausfall*
- ! *schwaches Bindegewebe*
- ! *welke Haut*
- ! *Sehschwäche*

Wichtige Folsäure-Lieferanten

- ! *Orangen*
- ! *Trauben*
- ! *Grapefruits*
- ! *Birnen*
- ! *grünes Blattgemüse*
- ! *Nüsse*
- ! *Vollkorn*
- ! *Eigelb*
- ! *Melonen*
- ! *Kirschen*
- ! *Erdbeeren*
- ! *Aprikosen*
- ! *Pilze*
- ! *Hülsenfrüchte*
- ! *Leber*

Wichtige Vitamin-C-Lieferanten

- ! *Äpfel*
- ! *Bananen*
- ! *Erdbeeren*
- ! *Brombeeren*
- ! *Himbeeren*
- ! *Kirschen*
- ! *Holunderbeeren*
- ! *Weintrauben*
- ! *Papayas*
- ! *grünes Blattgemüse*
- ! *Petersilie*
- ! *Kohl*
- ! *Kartoffeln*
- ! *Aprikosen*
- ! *Birnen*
- ! *Kiwis*
- ! *Grapefruits*
- ! *Johannisbeeren*
- ! *Mangos*
- ! *Zitronen*
- ! *Stachelbeeren*
- ! *Melonen*
- ! *Paprika*
- ! *Zwiebeln*
- ! *Sojabohnen*
- ! *Tomaten*

Vitamin C – für Immunschutz, Schönheit und stabile Nerven

Hinsichtlich der enzymatischen Reaktionen in unserem Organismus sorgt Vitamin C vor allem dafür, daß bestimmte Enzyme in ihrer aktiven Form gehalten werden. Es ist insbesondere in zwei Aufgaben unseres Organismus involviert: den Immunschutz und die psychische Stabilität.

Anzeichen für Vitamin-C-Mangel

- ! *Zahnfleischbluten*
- ! *häufige Erkältungen*
- ! *Krampfadern*
- ! *Hämorrhoiden*
- ! *Fettleibigkeit*
- ! *Schlafstörungen*
- ! *nervöse Gereiztheit*
- ! *Depressionen*

Eisen

Die Coenzyme der Zellatmung und diejenigen, die für den roten Blutfarbstoff zuständig sind, sind allesamt von Eisen abhängig. Eisen ist wichtig für den Sauerstofftransport, und es hat enzymatische Funktionen im Eiweißstoffwechsel. Zusammen mit Vitamin C hilft es bei der Produktion von Kollagen, dem Stützgewebe des Körpers.

Anzeichen für Eisenmangel

- ! *Müdigkeit*
- ! *Anämie*
- ! *Muskelschmerzen*

- Depressionen
- Gereiztheit
- Schwindel
- Kopfschmerzen
- Verdauungsstörungen

Wichtige Eisen-Lieferanten

- Zitronen
- Kirschen
- Datteln
- Ananas
- Schnittlauch
- Eigelb
- grünes Blattgemüse
- Vollkorn
- Melonen
- Johannisbeeren
- Äpfel
- Petersilie
- Innereien
- Hülsenfrüchte
- Nüsse

Zink

Einige Enzyme des Zellstoffwechsels können nur in Verbindung mit Zink produziert werden. Zink ist auch zur Aktivierung vieler Enzyme nötig. Etwa 70 Enzyme sind uns bis heute bekannt, die Zink als Coenzym benötigen. Es steuert viele Hormone mit und stärkt das Immunsystem.

Anzeichen für Zinkmangel

- Appetitlosigkeit
- nächtliche Beinunruhe
- Haarausfall
- verzögerte Wundheilung
- häufige Erkältungen
- Wachstumsstörungen
- Hauterkrankungen
- Anämie

Wichtige Zink-Lieferanten

- Stachelbeeren
- Pfirsiche
- Vollkorn
- Pflaumen
- Mangos
- Fleisch

Magnesium

Magnesium ist für zahlreiche Enzymaktivitäten im Zellstoffwechsel unentbehrlich. Es gilt vor allem als das »Beruhigungsmineral«, ist also hilfreich bei Schlafstörungen und zuviel Streß.

Anzeichen für Magnesiummangel

- Muskelkrämpfe
- Herzrasen
- Depressionen
- Konzentrationsschwäche

Wichtige Magnesium-Lieferanten

- Trauben
- Pfirsiche
- Mangos
- Feigen
- Ananas
- Vollkorn
- Milch und Milchprodukte
- Hülsenfrüchte
- grünes Blattgemüse
- Stachelbeeren
- Orangen
- Johannisbeeren
- Äpfel
- Mineralwasser
- Nüsse

Mangan

Dieses Metall wird vor allem von Enzymen benötigt, die Bindegewebe und Kollagen herstellen. Auch das Biotin-Enzym braucht Mangan für seine Tätigkeit.

Anzeichen für Manganmangel

- *Wachstumsstörungen*
- *Osteoporose*
- *welke Haut*
- *Bandscheibenschäden*

Wichtige Mangan-Lieferanten

- *Bananen*
- *Mangos*
- *Erdbeeren*
- *Stachelbeeren*
- *Nüsse*
- *Hülsenfrüchte*
- *Papayas*
- *Johannisbeeren*
- *Trauben*
- *Melonen*
- *Vollkorn*
- *schwarzer Tee*

Kalium

Auf Kalium ist die Pyruvatkinase angewiesen, ein Enzym, das im Mittelpunkt des Zellstoffwechsels steht und viele verschiedene Enzyme aktiviert. Fehlt es, kann beispielsweise Zucker nicht in Energie umgewandelt werden. Es spielt auch ein wichtige Rolle bei der Übertragung der Nervensignale, im Säure-Basen-Gleichgewicht des Organismus und bei der Muskelkontraktion.

Anzeichen für Kaliummangel

- *Wasseransammlungen im Gewebe*
- *Muskelschwäche*
- *Störungen der Herztätigkeit*
- *niedriger Blutdruck*
- *Appetitlosigkeit*
- *Blähungen*

Wichtige Kalium-Lieferanten

- *Mangos*
- *Johannisbeeren*
- *Datteln*
- *Bananen*
- *Trauben*
- *Passionsfrüchte*
- *Aprikosen*
- *Milch und Milch-produkte*
- *Fisch*
- *Sojabohnen*
- *Kirschen*
- *Erdbeeren*
- *Birnen*
- *Äpfel*
- *Stachelbeeren*
- *Avocados*
- *Mineralwasser*
- *Pilze*
- *Fleisch*

Rezepte mit Obst –
für gesunden Genuß

Obst und Früchte aller Art sind reich an Enzymen oder zumindest an Coenzymen. Letztere sind vor allem die Vitamine B1, B2, B3, B5, B6 und B12, Biotin, Folsäure sowie die Mineralstoffe Eisen, Zink, Magnesium, Mangan und Kalium (Näheres siehe voriges Kapitel). Ohne diese Coenzyme können die Enzymsysteme nicht arbeiten. Der regelmäßige Genuß von frischem Obst, das nicht gekocht wird – was einen Großteil der Enzyme und Vitamine zerstören würde –, ist daher für Gesundheit, Schönheit und Wohlbefinden besonders wichtig.

Ananas

Die Ananas enthält außer Biotin, Vitamin B1 und Vitamin E alle Vitamine und sechzehn verschiedene Mineralstoffe und Spurenelemente.

Was sie besonders wertvoll macht, ist ihr hoher Gehalt an Bromelain. Dieses eiweißspaltende (proteolytische) Enzym zerstört im Darm die harten Wände der Bakterieneiweiße, hemmt die Blutgerinnung und verbessert damit die Durchblutung. Es senkt den Blutdruck und hilft bei Arteriosklerose die Ablagerungen an den Gefäßinnenwänden abzubauen. Außerdem wirkt Bromelain entzündungshemmend, entspannt die Muskeln, entlastet die Bauchspeicheldrüse und baut Wasseransammlungen im Körper ab.

Ananas beruhigt den Magen, fördert die Verdauung und beschleunigt die Harnausscheidung. Bei Fieber wirkt der Saft schweißtreibend. Ananas soll auch den Menstruationsfluß fördern, in sehr hohen Dosen soll sie sogar eine Fehlgeburt auslösen können. In der indischen Naturheilkunde wird sie auch zur Schwangerschaftsverhütung verwendet.

SUPER ENZYMDRINK

1/4 l Ananassaft
1/8 l Orangensaft
1/4 l Kokosnußcreme
100 g Sahne

Die Zutaten mixen oder im Shaker schütteln. Eiswürfel dazugeben.

KARIBISCHER ANANASPUDDING

1/4 l Sahne
1/2 l Milch
3 Eigelb
40 g Maisstärke
1 Pk. Vanillezucker
600 g frische Ananas
8 cl Rum
125 g geriebene Kokosnuß

Sahne, Milch, Eigelb, Stärke und Vanillezucker gut vermischen und auf kleiner Hitze zu einer dicken Creme köcheln lassen. Vom Feuer nehmen und unter Rühren erkalten lassen. Eine Schüssel mit der Hälfte der Ananaswürfel auslegen, mit Rum

DER BESONDERE TIP

Ananassaft gegen Altersflecken
Träufeln Sie einmal pro Tag frischen Ananassaft auf einen Wattebausch und reiben Sie damit Ihre Altersflecken auf dem Handrücken ein. Ananasenzyme hellen die Pigmentflecken auf oder lassen sie ganz verschwinden.

beträufeln. Die Hälfte der Creme darübergeben, die andere Hälfte der Ananas und die Hälfte der Kokosraspeln, dann den Rest der Creme. Mit Ananas, Schlagsahne und dem Rest Kokos garnieren.

Äpfel

Der Apfel spielte in allen Zeiten eine besondere Rolle, bereits im Paradies soll er am Baum der Erkenntnis gehangen haben, und in vielen Märchen, Mythen und Sagen ist er zu Hause. Sein gesundheitlicher Wert ist groß, so daß er in vielen Naturheilrezepten empfohlen wird. Äpfel enthalten sehr viel Vitamin C und Kalium. Sie wirken blutdruck- und cholesterinsenkend, sie sind in der Lage, Blei und Quecksilber zu binden und auszuschwemmen, und stabilisieren den Blutzuckerspiegel. Regelmäßiger Genuß von Äpfeln kräftigt die Gefäße, ist heilsam bei rheumatischen Erkrankungen und Nierenleiden, bei Arterienverkalkung und vorzeitigen Alterserscheinungen. Außerdem stärkt er das Immunsystem. Es gibt kaum ein besseres natürliches Stuhlregulierungsmittel als den Apfel, sowohl bei Verstopfung als auch bei Durchfällen. Der Gerbsäuregehalt des Apfels hemmt das Wachstum von Bakterien und fördert dadurch auch die Abheilung von Darmerkrankungen.

SUPER APFELMUS

Etwa 300 g gekühltes Apfelmus
150 g Sahne

Die Sahne steifschlagen, mit einer Prise Zimt würzen und vorsichtig unter das Apfelmus heben.

WALDORFSALAT

3 säuerliche Äpfel (400 g)

250 g Sellerie (roh)

100 g Walnußkerne, gehackt

Saft von 1 Zitrone

80 g Mayonnaise

Salz, weißer Pfeffer, Zucker

4 EL Sahne

Äpfel (ungeschält!) und Knollensellerie in sehr feine Steifen schneiden. Zitronensaft mit Salz, Pfeffer und etwas Zucker verrühren und unter die Mayonnaise rühren. Sahne steifschlagen und unter die Mayonnaise heben. Alles vorsichtig vermischen und eine halbe Stunde ziehen lassen.

DER BESONDERE TIP

Äpfel zur Nikotinentwöhnung

Starke Raucher haben meist eine Abneigung gegen Äpfel. Die Nikotin enthaltenden Darmschleimhäute können die Fruchtsäure des Apfels nicht gut vertragen. Überwindet man den Widerwillen und unterwirft man sich mindestens drei Tage lang einer Apfelkur, wobei man bis zu 20 Äpfel am Tag ißt (sonst keine Speisen oder Getränke), führt dies sehr oft dazu, daß sich der Vorgang umkehrt und eine Abneigung gegen Zigaretten entsteht. Ein Versuch, der sich auf jeden Fall lohnt, wenn man mit dem Rauchen aufhören will!

Aprikosen

Aprikosen enthalten ungewöhnlich viel Vitamin A, Vitamin B3 und B5, Kalium sowie Folsäure. Besonders die Schale ist reich an diesen Vitaminen.

Aprikosen verbessern das Blutbild, sind also gut bei Blässe und Blutarmut. Durch ihren Kaliumreichtum werden sie insbesondere Herzkranken empfohlen. Sie helfen bei Konzentrationsschwierigkeiten, kräftigen das Bindegewebe und das Immunsystem.

APRIKOSENCOCKTAIL

2 reife Aprikosen

etwas Aprikosensirup

etwas frisch geriebener Ingwer

1/4 l Milch

Alles gut mixen und mit Eiswürfeln servieren.

APRIKOSEN-QUARK-CREME

500 g reife Aprikosen

1/4 l Vanille-Eiscreme

125 g Sahnequark

4 cl Maraschino

50 g geriebene Mandeln

Aprikosen waschen, halbieren und entsteinen, im Mixer pürieren. Mit Eis, Maraschino und Quark zur Creme rühren. Mandeln daruntergeben. Schmeckt sehr gut auch zu frischen Erdbeeren.

Schönheitspackung für trockene Haut
Fruchtfleisch von 2 Aprikosen
3 EL Sahnequark
2 Tropfen Teebaumöl
Das Fruchtfleisch zerdrücken, mit Quark und Teebaumöl vermischen. Auf Gesicht und Hals auftragen. Eine halbe Stunde einwirken lassen und dann mit lauwarmem Wasser abwaschen. Ihre Haut wird sich danach samtig und satt anfühlen.

Avocados

Avocados haben von allen Früchten den höchsten natürlichen Fettgehalt, vor allem in Form von ungesättigten Fettsäuren. Trotzdem machen sie nicht dick, sondern helfen sogar beim Abspecken, weil sie den Insulinspiegel senken, der bei Übergewichtigen oft erhöht ist. Außerdem enthält die Avocado Vitamine – viel Vitamin B6 und vor allem E – und Mineralstoffe in besonders ausgewogener Zusammensetzung. Die exotische Frucht kurbelt die Bildung von roten Blutkörperchen an und liefert Lecithin für gute Nerven. Sie eignet sich auch gut als Diät bei Magengeschwüren.

EINE EXOTISCHE ZWISCHENMAHLZEIT

Fruchtfleisch einer Avocado
1 TL Senf
1 Knoblauchzehe

Fruchtfleisch der Avocado zerdrücken, mit Senf und zerquetschtem Knoblauch sowie etwas Kräutersalz und Pfeffer würzen. Damit haben Sie eine wohlschmeckende, sättigende kleine Mahlzeit.

Ein Avocadobaum im Zimmer
Stellen Sie den Kern einer Avocado mit der Spitze nach oben in Wasser. Haben Sie ein wenig Geduld, bald wird er austreiben. In Erde gepflanzt, haben Sie in relativ kurzer Zeit eine schöne Zimmerpflanze. Aber Achtung, Avocadobäume sind sehr zugempfindlich!

Bananen

Die Banane ist besonders reich an Kalium, Vitamin A, C und den B-Vitaminen. Sie wirkt gegen zu hohen Blutdruck, entgiftet und entwässert den Organismus, senkt den Cholesterinspiegel und beruhigt die Nerven. Bananen sind ideal für den kleinen Imbiß zwischendurch, vor allem für Kinder.

BANANENSHAKE

2 kleine Bananen
1/2 Liter gekühlte Milch
1/2 Becher Sahne
2 Tropfen Naturvanille

Alles mixen und 1 EL gemahlene Haselnüsse darüberstreuen.

Salzliebhaber brauchen Bananen!
*Menschen, die das Gefühl haben, viel Salz
zu brauchen, sollten öfter Bananen essen.
Der hohe Kaliumgehalt der Frucht bringt das
Natrium-Kalium-Verhältnis im Körper wieder
ins Gleichgewicht.*

Birnen

Birnen enthalten viel Kalium, Folsäure und
Vitamin C, außerdem Vitamin B1 und
Eisen. Für Menschen mit großem Flüssig-
keitsbedarf eignen sie sich besonders aufgrund ihres hohen Wassergehalts. Viele
Birnen über den Tag verteilt zu essen, ist
oft gesünder und angenehmer, als literwei-
se Mineralwasser zu trinken.
Birnen wirken blutbildend, beseitigen Verdauungsstörungen, sind gut bei Nieren-
und Blasenleiden und entgiften und ent-
schlacken den Darm.

BIRNEN MIT ROQUEFORT –
EIN GENUSS

4 große Birnen
40 g Butter
50 g Roquefort

Birnen waschen, gegebenenfalls schälen, in
Hälften teilen, etwas aushöhlen. Butter und
Roquefort cremig rühren. 40 g geriebene

Mandeln hinzugeben und 2 EL Rosinen darüberstreuen. Auf Salatblättern servieren.

PIKANTER BIRNENSALAT

2 große Birnen
200 g Knollensellerie
125 g roher Schinken
100 g Mayonnaise
2 EL Joghurt
etwas Zitronensaft, Senf, Salz und süßer
Paprika

Ungeschälte, gewaschene Birnen achteln,
Kernhaus entfernen. Birnen würfeln und
etwas Zitronensaft darübergeben. Sellerie
ebenfalls kleinwürfeln. Schinken in feine
Streifen schneiden. Mayonnaise mit
Joghurt und Gewürzen verrühren und alles
vorsichtig vermischen.

Entgiften mit Birnen!
*Birnen eignen sich gut zur Entgiftung.
Sie binden Blei, Quecksilber, Kadmium und
Konservierungsstoffe aus Lebensmitteln und
neutralisieren sie, so daß sie aus dem Körper
ausgeschieden werden können.*

Datteln

Datteln enthalten alle Vitamine außer
Biotin und den Vitaminen B12 und E. Insbesondere sind sie ideale Lieferanten für

Vitamin B5, das die Energieversorgung ankurbelt, vitalisiert und konzentriert macht. Außerdem sind sie reich an blutdrucksenkendem, entwässerndem Kalium sowie an Eisen zur Bildung der roten Blutkörperchen. Sie haben eine leicht schleimlösende Wirkung und werden daher gerne bei trockenem Husten und Bronchialasthma gegeben.

BEDUINENMAHL

2 Tassen Hirse
15 kleingeschnittene Datteln
1 kleingeschnittener Apfel
1 Messerspitze Ingwer
1 Messerspitze Curry

Hirse eine Stunde lang einweichen, in 4 Tassen Wasser aufkochen. Alle anderen Zutaten zugeben und auf ausgeschalteter Kochplatte bzw. bei Gas auf kleinster Hitze 20 Minuten quellen lassen.

DER BESONDERE TIP

Datteln zum Einschlafen!
Vor dem Zubettgehen fünf süße Datteln essen. Das regt die Produktion des Schlafhormons Melatonin an und wirkt schlafstimulierend.

Erdbeeren

Viel Folsäure, Vitamin C, Kalium und Mangan finden wir in der Erdbeere. Vor allem

Mangan ist eine wichtige Unterstützung für die Enzymtätigkeit. Es hilft mit, Knochen und Blut zu produzieren, nährt Nerven und Gehirn, versorgt Haut und Haare mit Farbpigmenten und regt die Produktion der Schilddrüse an. Ihr Reichtum an Folsäure ist wichtig für die Blutbildung und das Zellwachstum, Vitamin C stärkt das Immunsystem, Kalium entwässert und trägt dazu bei, den Blutdruck zu senken. Erdbeeren binden giftige Schwermetalle im Darm und helfen gegen Verdauungsstörungen und Blähungen. Insbesondere die Walderdbeere hat diese Heilkräfte noch in vollem Umfang.

DER BESONDERE TIP

Entschlackungskur mit Erdbeeren
Einen Tag lang nur Erdbeeren essen, einfach so oder in etwas Milch oder Magerjoghurt. Das entschlackt und entlastet den Darm vor allem von giftigen Schwermetallen.

ERDBEERDRINK SPECIAL

5 reife Erdbeeren
1/2 Glas Grapefruitsaft
etwas Erdbeersirup

Alles mixen. Mit Mineralwasser auffüllen, Eiswürfel dazugeben.

ERDBEERSALAT MIT ORANGEN

800 g Erdbeeren
2 Orangen
Saft von einer halben Zitrone
100 g Zucker

Erdbeeren waschen und gegebenenfalls halbieren oder vierteln. Orangen filetieren und in kleine Stücke schneiden. Mit dem Zitronensaft und dem Zucker vermischen und im Kühlschrank ziehen lassen. Mit Schlagsahne oder Vanilleeis servieren. Ein ganz besonderer Genuß wäre, Walderdbeeren zu verwenden (500 g).

Feigen

Heilkundige im alten Ägypten haben bereits 1500 v. Chr. Feigen oder Feigenblätter als Heilmittel empfohlen. Schon im Alten Testament ist eine (wenn auch damals nicht als solche bekannte) Enzymtherapie bezeugt.

DER BESONDERE TIP

Frische Feigen gegen Zahnschmerzen
Zahnschmerzen können verschwinden, wenn das Fruchtfleisch frischer Feigen ins Zahnfleisch einmassiert wird.

Zu den wirksamen Inhaltsstoffen der Feige gehören verdauungsfördernde und heilkräftige Enzyme, bakterientötende Substanzen und eine Kombination aus 11 Vitaminen, 114 Mineralstoffen und 14 Aminosäuren. Feigen sind eine gute Alternative zu Süßigkeiten, insbesondere für Menschen mit niedrigem Blutzuckerspiegel. Sie regulieren die Verdauung – Verstopfung ebenso wie Durchfall, befreien von Nervosität, helfen bei Müdigkeit und Leistungsschwäche und fördern die Konzentration. Feigen sättigen hervorragend, ohne dick zu machen.

FEIGENSHAKE

2 reife frische Feigen
1 Glas Milch
1 Prise Zimt

Feigen halbieren und schälen, mit Milch mixen und würzen.

Grapefruits

Vor allem ihr hoher Vitamin-C-Gehalt zeichnet die Grapefruit und die bitterste ihrer Varianten, die Pampelmuse, aus. Eine Frucht sichert den Tagesbedarf an Vitamin C. Grapefruits enthalten darüber hinaus Folsäure für Zellwachstum und Blutbildung sowie ein Enzym, das den Stoffwechsel anregt; daher werden sie häufig bei Schlankheitsdiäten empfohlen. Grapefruits helfen zudem bei Venenleiden und Krampfadern, kräftigen das Immunsystem und stabilisieren die Darmflora.

GRAPEFRUIT-SOFTDRINK

Saft von 1 Grapefruit

Saft von 1 Zitrone

1 Glas Ananassaft

etwas Ahornsirup

Alles mixen und mit Eiswürfeln servieren.

DER BESONDERE TIP

Den Vitamin-C-Gehalt bis zum 20fachen erhöhen
Der Trick ist, nicht nur den Saft der Grapefruit zu verwenden. Das Fruchtfleisch der Grapefruit enthält Bioflavonoide, die die Wirksamkeit des Vitamin C bis zum 20fachen erhöhen! Wem das Fruchtfleisch zu sauer ist, der kann die Grapefruitstücke in Honig oder in Ahornsirup tunken.

Himbeeren

Himbeeren sind äußerst reich an Vitamin C, das bestimmte Enzyme aktiviert. Damit tragen sie dazu bei, das Immunsystem zu stärken. Sie enthalten auch sehr viel Biotin, das für Glanz und Fülle des Haars sowie eine geschmeidige glatte Haut verantwortlich ist. Mit ihrem Vitamin-A-Gehalt sind Himbeeren zudem ein natürliches Mittel gegen Sehschwäche und Nachtblindheit. Himbeeren wirken darüber hinaus darmreinigend und entwässernd, beseitigen Verstopfungen und helfen bei Blasen- und Nierenbeschwerden. Unverdünnter Himbeersaft wird gerne bei fieberhaften Erkrankungen gegeben, wenn sonst alle Nahrung abgelehnt wird.

DER BESONDERE TIP

Himbeerkur für Haut und Haare
Um Ihr Haar und Ihre Haut schön zu machen, können Sie in der Himbeerenzeit so viel frische Himbeeren, wie Sie mögen, zu sich nehmen. Entweder essen sie Sie einfach so, oder Sie verarbeiten sie zu einem leckeren Nachtisch.

HIMBEERESSIG

Aus einem Teil Himbeersirup und zwei Teilen Weinessig läßt sich ein delikater Essig herstellen, der herzstärkend wirken soll und bei Halsentzündungen zum Gurgeln empfohlen wird.

LEICHTE HIMBEERCREME

500 g frische Himbeeren

250 g Puderzucker

1 Eiweiß

125 g Sahne

Saft von 1/2 Zitrone

4-6 cl Himbeergeist

Himbeeren mit einer Gabel zerdrücken, mit Zitronensaft, Himbeergeist und dem Puderzucker vermischen. Eiweiß und Sahne getrennt steifschlagen. Sahne und Eiweiß vorsichtig mischen und unter das Himbeerpüree ziehen. Mit Himbeeren garnieren.

Johannisbeeren

Es gibt sie in Rot und in Schwarz, und sie sind aufgrund ihrer Säure nicht jedermanns Geschmack. Aber sie haben beide hohen Gesundheitswert. Die roten wie die schwarzen Johannisbeeren sind sehr reich an Vit-

---

DER BESONDERE TIP

Johannisbeeren gegen Keuchhusten
Der Saft der schwarzen Johannisbeeren ist ein erfolgreiches Mittel bei Keuchhusten. Auch aus den Blättern des Strauchs läßt sich ein vorzügliches Mittel gegen Keuchhustenanfälle bereiten. Ein bis zwei Schlucke von einem Aufguß (15 Minuten ziehen lassen) genügen, um einen nächtlichen Anfall zum Abklingen zu bringen.

---

amin C, das in allen 70 Billionen Körperzellen als Katalysator für Enzymprozesse wirkt. Schon mit 30 bis 40 Beeren wird der Tagesbedarf an Vitamin C gedeckt. Die Johannisbeeren enthalten außerdem die Vitamine B3 und B5, Kalium, Eisen, Magnesium und Mangan, die alle wichtige Coenzyme sind.
Johannisbeeren regen die Verdauungstätigkeit an, aktivieren die Blutbildung,

schützen die Schleimhäute, unterstützen die Herztätigkeit und beruhigen die Nerven.

JOHANNISBEERQUARK

250 g Sahnequark
150 g Johannisbeeren

Beides mischen und 1 EL Ahornsirup oder flüssigen Honig dazugeben. Mandelblättchen darüberstreuen.

Kirschen

Die Frucht haben wir den Römern zu verdanken, die die Süßkirsche nach Germanien brachten. Kirschen sind reich an Vitamin C, Folsäure, Kalzium, Kalium und Eisen.

DER BESONDERE TIP

Kirschkernsäckchen als alternative Wärmflaschen
Mit getrockneten Kirschkernen können Sie einen kleinen Kissenbezug füllen. In den Backofen gelegt, wärmt er sich auf und entfaltet eine wohltuende, heilsame Wärme. Sie können solche Säckchen mittlerweile schon in vielen Bioläden kaufen.

Eine Woche lang 250 g pro Tag gegessen, senkt den Harnsäurespiegel und beugt der Gicht vor. Die Biostoffe der Kirsche binden Schadstoffe und wirken so entgiftend.

Kirschen sind außerdem wahre Schönheitsmittel für die Haut. Sie enthalten den Pflanzenfarbstoff Anthozyanidin, damit bauen sie Bindegewebe neu auf und vernichten schädliche Enzyme, die für welke, alternde Haut verantwortlich sind.

KIRSCHENJOGHURT

250 g entsteinte Kirschen
1 Becher Sahnejoghurt
2 Tropfen Vanillearoma

Alles mischen und mit Mandelblättchen garnieren.

Kiwis

Kaum eine andere Frucht enthält mehr Vitamin C als diese Frucht aus Neuseeland. Im grünen Farbstoff der Kiwi steckt auch viel Magnesium, das zusammen mit Vitamin C für eine gesunde Herzfunktion sorgt. Kiwis festigen Gefäße und Bindegewebe, beugen Infektionen vor und optimieren den Stoffwechsel.

KIWISHAKE

3 Kiwis
1/4 l Milch
2 Kugeln Vanilleeis
2 EL Ahornsirup

Alles mixen und mit Pfefferminzblättchen garnieren.

DER BESONDERE TIP

Kiwis gegen Infektionen
Ab Herbst sollte eine Kiwi pro Tag Pflicht sein. Ihr hoher Vitamin-C-Gehalt ist die optimale Vorbeugung gegen Erkältungskrankheiten aller Art.

Mangos

Der Mangobaum stammt aus Ostindien, wird bis zu 30 Meter hoch und trägt zur selben Zeit verschiedenfarbige Blätter. Es gibt 500 verschiedene Arten von Mangos, die bekannteste trägt den Namen Alfonso. In den Tropen ist die Mangofrucht ein Hauptnahrungsmittel, das die Blutbildung kräftig ankurbelt, Darmentzündungen lindert und ein wahres Schönheitsmittel für die Haut ist. Mangos haben viel Vitamin E, A und C, sind reich an B-Vitaminen, vor allem B6, das für die Eiweißsynthese wichtig ist, B3 für die Zellatmung und gute Nerven sowie B5 für Energieproduktion und Streßabwehr. Außerdem enthalten Mangos reichlich Magnesium für Herz und Muskeln, Mangan, Kalium und Zink. Mit diesem ausgewogenen Angebot an biologisch wirksamen Substanzen können Mangos Infektionen vorbeugen, Schleimhäute schützen, das Immunsystem stärken, Bindegewebe und Zahnfleisch festigen und Kraft in Streßsituationen liefern.

Gut schlafen mit Mangos
Wenn Sie schlecht einschlafen können, hilft Ihnen vielleicht folgendes Rezept: Mischen Sie eine halbe zerdrückte Banane mit dem klein- geschnittenem Fleisch einer Mango. Gießen Sie etwas warme Milch darüber und löffeln Sie das Ganze langsam und genußvoll vor dem Zubettgehen. Beide Früchte zusammen sollten Ihnen zu sanftem Schlummer verhelfen.

MANGO-VITALDRINK

Fleisch von 3 Mangos
Saft von 1 Zitrone

Mit 1 EL Ahornsirup mixen und mit Eis- würfeln servieren.

Melonen

Melonen bieten außerordentlich viel Vit- amin B6, das als Coenzym für die Eiweiß- synthese und -verwertung im Körper über- aus wichtig ist. Auch Vitamin A, B3 und C, Folsäure, Eisen und Mangan sind in erheb- lichen Mengen vorhanden.
So löschen sie nicht nur wunderbar den Durst, sondern bieten – egal ob Wasser-, Honig- oder Netzmelonen – viele Möglich- keiten, etwas Gutes für Gesundheit, Schön- heit und Wohlbefinden zu tun. Melonen machen mit ihrem Vitamin-B-Reichtum

Haut und Haare schöner, schützen mit Vita- min A die Schleimhäute im Körper, stärken mit Vitamin C das Immunsystem und ver- bessern mit Eisen und Folsäure die Blutbil- dung.
Der Saft der Melone hilft, den Mineralhaus- halt im Körper zu optimieren. Man verab- reicht ihn auch bei Fieber, Blasenentzün- dungen sowie Nierenbeschwerden.

Melonenkerne als Knabbersnack
Die Kerne der Wassermelone müssen nicht weggeworfen werden. Kinder machen gerne Halsketten davon, aber sie sind auch – getrock- net und geröstet – eine leckere Knabberei.

MELONENDRINK
FÜR HEISSE SOMMERTAGE

Fleisch von 1 Honigmelone
1/2 l Milch
2 Kugeln Vanilleeis

Alles mixen und mit Pfefferminzblättchen garniert servieren.

WASSERMELONENSALAT
AUF ITALIENISCH

ca. 1 kg Fleisch von 1 Wassermelone
1 Zitrone
1/2 Orange

100 g Zucker
2 cl weißer oder brauner Rum

Eine Wassermelone durchkühlen. Nur das rote Fruchtfleisch (ohne Kerne und weißen Rand) in geeignete Stücke schneiden und in einem Sieb etwas abtropfen lassen. Zitronen- und Orangensaft (oder filetierte Zitronen- und Orangenstücke) zugeben, mit Zucker und Rum vermischen und kurz ziehen lassen.

Orangen

Bekannt sind diese Südfrüchte für ihren Vitamin-C-Gehalt. Eine einzige Orange enthält bis zu 70 mg Vitamin C, was dem Tagesbedarf eines durchschnittlichen gesunden Menschen an diesem Vitamin entspricht.
Orangen enthalten aber auch viele B-Vitamine, vor allem das Schönheits-Vitamin Biotin für Haut und Haare, B5 für die Zell-

DER BESONDERE TIP

Orangen gegen starke Blähungen
Im amtlichen indischen Arzneimittelregister sind bittere Orangen als Mittel gegen Darmblähungen eingetragen. Man kann sich bei uns damit behelfen, 30 g Schale einer ungespritzten Orange mit 5 cl Wasser 15 Minuten lang zu kochen, erkalten zu lassen und zweimal am Tag nach den Mahlzeiten einzunehmen.

energie und Folsäure. Außerdem finden wir in diesen gesunden Früchten Kalzium und Magnesium sowie das seltene, aber sehr wertvolle Spurenelement Selen.
Mit diesem reichlichen Angebot fördern Apfelsinen Heilprozesse aller Art. Sie werden empfohlen zur Kräftigung des Immunsystems und der Blutbildung sowie zur Vorbeugung gegen Zahnfleischbluten; sie wirken entwässernd, verdauungsfördernd und aktivieren alle Körperdrüsen.

FITNESSDRINK

4 Orangen
2 Bananen
1/2 l Buttermilch
2 EL Sahne

Orangen schälen, in Stücke schneiden und Kerne entfernen. Alle Zutaten mixen und gekühlt servieren.

ARABISCHER ORANGEN-ZWIEBEL-SALAT

4 Orangen
2 große Zwiebeln
eine Handvoll schwarze Oliven
Saft von 1 Zitrone
5 EL gutes Olivenöl
Salz, weißer Pfeffer

Orangen großzügig schälen (bis aufs Fruchtfleisch), quer in 1/2 cm dicke Scheiben schneiden und Kerne entfernen. Zwiebeln in dünne, halbe Ringe schneiden. Zitronensaft zuerst mit Salz und Pfeffer, dann mit dem Olivenöl verrühren und alles gut vermischen. Eine Stunde kühlstellen. Dieser ungewöhnliche, aber herrliche Salat paßt besonders gut zu Lammfleisch und Gegrilltem.

Papayas

Eiweiße sind Grundbausteine jedes lebendigen Organismus. Der Eiweißstoffwechsel ist daher auch zentral bedeutend für alle Vorgänge im Körper und für Gesundheit und Wohlbefinden des Menschen. Die Papaya enthält ein Gemisch mehrerer Enzyme: Papain, Chymopapain und Papayalysozym. Dieses eiweißspaltende Enzymgemisch wird in der Medizin unter anderem bei Verletzungen, Entzündungen und sogar Tumor-

DER BESONDERE TIP

Papaya-Kur für eine schöne Haut
Zwei Wochen lang täglich mindestens jeweils eine Papaya, verschieden zubereitet, essen, zur Ergänzung zweimal wöchentlich eine Gesichtspackung: 1 EL kleingeschnittenes Fruchtfleisch, 1/2 TL Zitronensaft, 1 TL flüssigen Honig und 1 EL Sahnequark mischen. Auf das Gesicht auftragen und mindestens eine halbe Stunde einwirken lassen. Danach mit lauwarmem Wasser vorsichtig abspülen und die Haut trockentupfen.

erkrankungen eingesetzt. Papayas sind verdauungsfördernd und werden in der Naturheilkunde der tropischen Länder bei Magen-Darm-Erkrankungen, Herzbeschwerden und als Wurmmittel gegeben. Sie wirken äußerlich angewendet bei Warzen und werden bei chronischen Geschwüren oder Brandwunden zur schnelleren Wundheilung benutzt.
Die Frucht ist darüber hinaus sehr reich an Vitamin A und B5 sowie Vitamin C. Sie verbessert den Eiweißstatus in den Zellen des Körpers, hilft Eiweißmangelerkrankungen zu heilen, fördert die Verdauung, aktiviert Herz und Kreislauf und stärkt das Immunsystem.

KÖSTLICHER PAPAYASALAT

1 Papaya
1 Orange
1 Banane
2 EL Zitronensaft

Die Schale der Papaya entfernen, die Frucht in Stücke schneiden. Orange schälen und in Schnitzen, die Banane in Scheiben geschnitten, dazugeben. Mit Zitronensaft abschmecken und Mandelblättchen darüberstreuen.

Pfirsiche

Pfirsiche stammen ursprünglich aus Asien (sie sind nach Persien benannt), sind aber heute in allen Mittelmeerländern beheimatet, sie wachsen auch bei uns an sonnigen, geschützten Stellen. Pfirsiche sind überaus reich an Vitamin B3 und Magnesium, und sie enthalten darüber hinaus Vitamin B1 und C, Kalzium, Eisen, Selen und Zink. Pfirsiche tragen deshalb dazu bei, die Immunabwehr zu stärken und das Bindegewebe zu kräftigen; sie helfen bei Streß und Nervosität, wirken entwässernd und sind sehr verdauungsfördernd.

PFIRSICHQUARK

2 Pfirsiche
250 g Sahnequark
1 EL Zitronensaft
1 TL Ahornsirup
2 Tropfen Vanillearoma (Backaroma)

Pfirsiche kleinschneiden, restliche Zutaten mit etwas Milch glattrühren und alles vermengen.

Pflaumen

Zwetschgen, Mirabellen und Renekloden sind die Schwestern der Pflaume, die bereits in der Antike kultiviert wurde. Sie enthalten alle ein ausgewogenes Angebot an sämtlichen B-Vitaminen (außer Biotin und B12), dazu Kalzium, Kalium, Magnesium, Kupfer und Zink. In Portugal und Holland sind Pflaumen, vor allem in getrockneter Form, offiziell als Heilmittel anerkannt. Sie wirken als milde Abführmittel, sie regen Verdauung und Appetit an, sie helfen bei nervöser Unruhe und depressiven Verstimmungen. In der Naturheilkunde werden sie bei Nierenerkrankungen, Gicht und Rheuma sowie bei Leberleiden empfohlen.

DER BESONDERE TIP

Pflaumenkur zum Abspecken
Eine Woche lang täglich eine Mahlzeit durch Pflaumen ersetzen. Sie binden überflüssige Fettstoffe im Darm, die sich dann nicht mehr als Polster im Körper festsetzen können. Außerdem wirken Pflaumen entwässernd. So können Sie auf leichte und gesunde Weise ein paar Pfündchen verlieren.

PIKANT-SÜSSER NACHTISCH

Saftige Pflaumen aufschneiden, die Hälften auseinanderklappen und den Kern herausnehmen. Zitronensaft darüberträufeln und einen Klecks süßen Senf in jede Pflaumenhälfte geben. Einige Mandelblättchen darüberstreuen, wieder zusammenklappen und den leckeren, verdauungsfördernden Nachtisch servieren.

Weintrauben

Weintrauben enthalten alle B-Vitamine (außer B12), sind reich an Folsäure und

Vitamin C und liefern viel Mangan, Magnesium und Kalium. Die ballaststoff- und gerbsäurereichen Schalen helfen bei Verdauungsstörungen. Trauben wirken entwässernd und entgiftend, schwemmen Bakterien aus und sind gut für Nerven und Gehirn. Sie eignen sich gut im Herbst für eine Kurzkur. Eine Woche lang eine Mahlzeit durch Trauben zu ersetzen, ist ideal für alle Übergewichtigen.

TRAUBENMÜSLI

In Ihr Morgenmüsli, das aus Haferflocken oder anderem frisch gemahlenem Getreide mit etwas Wasser, getrockneten Trauben (Rosinen), 1 EL Bierhefe und 1 EL Weizenkeimen, einigen Sonnenblumenkernen und 1 EL Kokosflocken bestehen kann, eine Handvoll Trauben geben (eventuell einmal durchgeschnitten). So starten Sie gut in den Tag!

Zitronen

Die Zitrone enthält zwar selbst keine Enzyme, stimuliert aber im Magen das eiweißspaltende Enzym Pepsin. Das verbessert die Verwertung von Eiweiß, Kalzium und Eisen erheblich. Außerdem ist die Zitrone bekannt für ihren hohen Vitamin-C-Gehalt. Auch wenn die Frucht sauer schmeckt, es

ist besser, die Zitrone mitsamt ihrem Fruchtfleisch zu essen, als nur den Saft zu trinken.

Zitronen kräftigen die Immunabwehr, beugen Erkältungen vor und helfen als Streßkiller. Sie stimulieren die Verdauung, kräftigen Bindegewebe, Haut und Haare, stärken die Blutgefäße und beschleunigen die Wundheilung.

FITNESSDRINK

Saft von 2 Zitronen

Saft von 2 Orangen

1 EL Honig

Alles mischen und mit etwas Mineralwasser auffüllen. Morgens vor dem Frühstück trinken.

DER BESONDERE TIP

Abspecken mit Zitronen
Vor dem Zubettgehen noch etwas Eiweiß – in Form von magerem Fleisch, Fisch oder Käse – zusammen mit einer Zitrone (am besten mit dem Fruchtfleisch) zu sich nehmen, sonst den Saft dazu trinken! Aus dieser Kombination wird über Nacht die Produktion verschiedener Hormone stimuliert, die den Fettabbau im Organismus begünstigen.

Obst-Enzyme in der Medizin

Nachdem man weiß, wie grundlegend Enzyme und ihre optimale Arbeit für unsere Gesundheit, unser Wohlergehen und letztlich für unser Überleben sind, ist es eigentlich verwunderlich, daß sie nicht in ganz anderem Ausmaß als bisher in der Medizin und innerhalb der Gesundheitsvorsorge eingesetzt werden.

Tatsächlich beschäftigt sich die medizinische Forschung schon seit längerem mit den Möglichkeiten, Enzyme therapeutisch zu nutzen. Enzyme verschiedenster Herkunft sind auch bereits seit einiger Zeit im Einsatz.

Beispielsweise ist die Zahl der tödlich verlaufenden Herzinfarkte stark zurückgegangen, seitdem Enzyme – zum Beispiel körpereigene, die mit dem Urin ausgeschieden werden (Urokinase) oder solche, die von Bakterien hergestellt werden (Streptokinase) – in der Behandlung des akuten Herzinfarkts eingesetzt werden. Man spritzt die Enzyme direkt in den Blutkreislauf, und sie beseitigen schneller als jeder Chirurg den lebensgefährlichen Pfropf in den Herzkranzgefäßen. Dies ist die sogenannte Lyse-Therapie, die heute in den meisten Krankenhäusern bereits angewandt wird.

Obst-Enzyme nutzt die sogenannte systemische Enzymtherapie. Sie beruht auf Präparaten, die neben den Bauchspeicheldrüsenenzymen Trypsin und Chymotrypsin vor allem die Enzyme Bromelain der Ananas und Papain der Papaya enthalten und in der Regel oral eingenommen werden. Lange glaubte man nicht, daß auf diesem Weg verabreichte Enzyme die Verdauung überstehen und tatsächlich aus dem Darm ins Blut und in die Zellen des Organismus gelangen könnten. Aber dies ist inzwischen einwandfrei nachgewiesen. Die Enzyme werden zwar attackiert, und ein Teil wird auch von den anderen Enzymen verdaut, so daß eine ausreichend große Menge eingenommen werden muß. Dann gelangen jedoch genügend Enzyme an ihren Bestimmungsort, um dort Heilprozesse zu stimulieren.

Die systemische Enzymtherapie hat bereits heute ein unglaublich breites Wirkungsspektrum. Es umfaßt vor allem alle Krankheiten, die auf entzündlichen Prozessen beruhen oder mit ihnen einhergehen, auf Durchblutungsstörungen verschiedenster Art und auf Erkrankungen, denen eine Fehlsteuerung oder Schwäche des Immunsystems zugrundeliegt.

Dies zeigt bereits, daß die Liste der möglichen Einsatzgebiete für Enzyme enorm lang sein muß und es auch ist. Sie umfaßt einen großen Teil der heute noch als chronisch bezeichneten Erkrankungen, erstreckt sich aber auch auf eine Reihe von akuten gesundheitlichen Störungen.

Allerdings sind viele Möglichkeiten der systemischen Enzymtherapie noch nicht ausreichend erforscht und in klinischen Studien nachgewiesen. Die Erfahrung lehrt jedoch, daß die systemische Enzymtherapie eine aufregende Alternative zu einer ganzen Reihe von Medikamenten darstellt, die für viele Menschen schlecht verträglich sind. Denn diese Therapie ist nicht nur bei vielen Erkrankungen wirksam, sie ist auch noch weitgehend frei von Nebenwirkungen. Wenn unerwünschte Begleiterscheinungen auftreten, sind sie nicht schwerwiegend und nur vorübergehend, zum Beispiel leichte Verdauungsbeschwerden.

Halb Hollywood nahm Enzyme

Ein Mann namens Max Wolf sollte der Enzymtherapie in der Medizin zum Durchbruch verhelfen. Geboren 1885 in Wien, wurde er zunächst Ingenieur und machte eine Reihe von technischen Erfindungen. Dann wandte er sich der Malerei zu (er erhielt sogar den Titel eines k.u.k. Hofmalers), und schließlich studierte er Medizin. Er ließ sich in New York nieder und leitete dort eine der größten Entbindungskliniken. Sein Interesse galt jedoch der Forschung. Schon bald stieß er auf die ungeheuren Möglichkeiten, die die Therapie mit Enzymen in sich barg. Er gründete das »Biological Research Institute« in New York und entwickelte die später so genannten WoBe-Enzymgemische. Er verabreichte sie seinen Patienten, und er wurde durch die Erfolge ermutigt, sein Werk fortzusetzen.

Schon bald gaben sich die Reichen und Berühmten der amerikanischen High Society in seiner Praxis die Klinke in die Hand. Vor allem die Künstler der Metropolitan Opera und Hollywoods gingen bei ihm ein und aus. Enrico Caruso, Richard Tauber, Furtwängler und Toscanini, Mario Lanza und Julie Andrews gehörten ebenso dazu wie Rudolfo Valentino, Charly Chaplin, Marilyn Monroe und Marlene Dietrich. Aber auch die Kennedys, Rockefellers sowie die Präsidenten Truman und Eisenhower ließen sich von ihm therapieren. Diese Tradition, sich mithilfe von Enzymen gesund zu halten oder Krankheiten schneller zu heilen, ist in den Reihen der Künstler bis heute erhalten geblieben.

Seit dem Tod von Max Wolf im Jahre 1976 sind viele weitere Forschungsergebnisse veröffentlicht worden, die die Wirksamkeit und Unschädlichkeit der systemischen Therapie mit Enzymen unter Beweis stellen.

Im folgenden dokumentieren wir einige der häufigsten Krankheiten, bei denen sich die systemische Enzymtherapie als wirksam erwiesen hat.

Vorbeugung und Linderung von Altersbeschwerden

Jeden Tag entstehen ungefähr 20 Milliarden Zellen neu in unserem Organismus, woran Enzyme, wie wir gesehen haben, entscheidend beteiligt sind. Natürlich kommt es dabei auch zu Fehlern, die ein gesunder Organismus leicht ausbügelt. Wenn sie sich jedoch häufen und die Leistungsfähigkeit unserer verschiedenen Systeme im Körper durch Raubbau, Verschleiß und Krankheit nachläßt, scheint auch die Eigenproduktion vieler Enzyme darunter zu leiden. Der Reparaturdienst in uns, das Immunsystem, kann deswegen seine Aufgaben nicht mehr optimal erfüllen. Zwei Schäden treten im Alter besonders gehäuft auf: Krankheiten, die durch Durchblutungsstörungen und Krankheiten, die durch Abwehrschwäche entstehen. Dies sind vor allem Herz- und Kreislauferkrankungen, Krebs und die typischen chronischen Krankheiten. Hier kann man durch Enzymkuren, zweimal im Jahr durchgeführt, vielem vorbeugen und bereits bestehende Schäden reparieren. Enzyme verbessern die Durchblutung, indem sie auch kleinste Ablagerungen in den Arterien entfernen und Thromben auflösen. Entzündungen der Organe, der Gelenke, der Arterien oder des Nervengewebes lassen sich bessern oder ausheilen, Erkältungen wird vorgebeugt, und auch Tumorerkrankungen sind möglicherweise durch die orale Enzymgabe zu verhindern oder zu verzögern.

Autoimmunerkrankungen

Bei Autoimmunerkrankungen greifen körpereigene Abwehrzellen das eigene Gewebe an. Dies ist der Fall zum Beispiel bei Multipler Sklerose, bei der die Schutzhüllen einzelner Nervenfasern von körpereigenen Abwehrstoffen angegriffen und beschädigt werden. Krankmachende sogenannte Immunkomplexe sind entscheidend daran beteiligt.

Enzyme können diese Komplexe aus dem Gewebe und den Organen, in denen sie sich festgesetzt haben, lösen und abbauen. Dadurch verschwindet die Markierung dieser Körperteile als »feindlich«, und die

Autoimmunerkrankungen, die mit systemischer Enzymtherapie günstig beeinflußt werden können:

- ❗ *Chronische Polyarthritis*
- ❗ *Colitis ulcerosa*
- ❗ *Morbus Crohn*
- ❗ *Multiple Sklerose*

ständigen Attacken durch die Zellen des Immunsystems hören auf. Außerdem aktivieren Enzyme die Freßzellen des Abwehrsystems zu Höchstleistungen bei der Beseitigung der nun in die Blutbahn freigesetzten Immunkomplexe, so daß sie keinen weiteren Schaden anrichten können.

Auf diese Weise gelingt es oft, mit Hilfe einer konsequent durchgeführten systemischen Enzymtherapie zu verhindern, daß die Krankheit weiter fortschreitet; die beschwerdefreien Intervalle können verlängert werden. Der Chefarzt der Neurologischen Abteilung des Krankenhauses St. Pölten in Österreich, Professor Dr. Ulf Baumhackl, hat zum Beispiel beobachtet, daß es Patienten mit Multipler Sklerose, die mit Enzymen behandelt werden, wesentlich besser ging als Patienten, die mit Cortison oder Immunsuppressiva therapiert wurden.

Entzündungen und Infektionen

Wenn Sie sich verletzen, innerlich oder äußerlich, oder wenn Ihr Organismus von Krankheitserregern attackiert wird, ist die Folge oft ein entzündlicher Prozeß, der Beschwerden verursacht. Sinn einer Entzündung, die wir als Rötung, Schwellung, lokale Hitze oder Fieber und Schmerzen spüren, ist es, mehr Blut oder Wärme an der betroffenen Stelle zu Verfügung zu haben, wodurch die Zellen des Immunsystems, Sauerstoff und Nährstoffe verstärkt herantransportiert werden können.

Auch die meisten Enzyme drehen auf und machen sich mit Volldampf an die Arbeit. Bestimmte eiweißspaltende Obstenzyme besitzen ausgeprägte entzündungshemmende Eigenschaften. Sie beseitigen krankes und abgestorbenes Gewebe, helfen den weißen Blutkörperchen, die Reste zu verdauen, und fördern dadurch den Blutfluß. Sie beschleunigen auch den Abbau von Schwellungen, was schmerzlindernd wirkt. Damit werden Entzündungen aber nicht unterdrückt, sondern der ganze, im Grunde sehr sinnvolle Prozeß wird unterstützt und beschleunigt. Bei vielen entzündlichen Krankheiten hat sich nicht nur die Wirksamkeit von eiweißspaltenden (proteolytischen) Enzymen bereits in streng geprüften, klinischen Studien bestätigt, so auch bei denen, die unten aufgelistet sind.

Es hat sich auch in vergleichenden Studien gezeigt, daß die Enzyme vielen herkömmlichen Antibiotika absolut ebenbürtig, aber

Entzündliche Erkrankungen und Infektionen, die mit systemischer Enzymtherapie günstig beeinflußt werden können:

- ! *Bronchitis*
- ! *Harnwegsinfekte*
- ! *Herpes simplex*
- ! *Herpes zoster*
- ! *HIV-Infektionen*
- ! *Nasennebenhöhlenentzündung (Sinusitis)*
- ! *Prostata-Entzündung*

mit weniger unerwünschten Nebenwirkungen behaftet sind. Wenn sie zusätzlich zu Antibiotika gegeben werden, erhöhen sie die Wirksamkeit dieser Medikamente, wodurch man sie niedriger dosieren und damit ihre Nebenwirkungen verringern kann.

Inzwischen wurden auch bereits die ersten ermutigenden Pilotstudien mit HIV-infizierten Menschen gemacht, die eine Therapie mit proteolytischen Enzymen begonnen haben. Enzyme können zwar das HIV-Virus nicht vernichten. Aber sie unterstützen das Immunsystem, so daß sich die Zeit zwischen der HIV-Infektion und dem Ausbruch von AIDS offenbar wesentlich verlängern kann.

Frauenkrankheiten

Akute Unterleibsentzündungen können zu dauerhafter Unfruchtbarkeit führen. Die Gabe von Enzymen hat sich hier als sehr hilfreich erwiesen. Sie werden zusätzlich zu Antibiotika verabreicht und verstärken

Frauenkrankheiten, die mit systemischer Enzymtherapie günstig beeinflußt werden können:

- *Mastopathie*
- *Prämenstruelles Syndrom*
- *Unterleibsentzündungen (Adnexitis)*

deren Wirkung, während sie die Nebenwirkungen senken. Außerdem werden die Enzündungsprodukte schneller abtransportiert, was spätere Verwachsungen, die unfruchtbar machen können, verhindert. Auch gutartige Veränderungen der weiblichen Brust (Mastopathien) lassen sich mit Enzymen sehr gut behandeln. Sie befreien von Schmerzen und führen zumeist zu einer völligen Abheilung.

Gefäßerkrankungen

Millionen von Menschen in Deutschland leiden unter Erkrankungen der Venen. Für die meisten kommt aus den unterschiedlichsten Gründen ein Kompressionsstrumpf nicht in Frage, weil zum Beispiel eine begleitende arterielle Verschlußkrankheit oder eine rheumatische Erkrankung besteht. Hier sind Enzyme eine große Hilfe, wie sich in vielen streng geprüften klinischen Studien zweifelsfrei erwiesen hat.

Proteolytische Enzyme verbessern den Blutfluß, indem sie überschüssiges Fibrin, das die Blutplättchen miteinander verklebt, abbauen, kleine Blutgerinnsel beseitigen und helfen, Abfallprodukte des Stoffwechsels schneller zu beseitigen. Sie schwemmen Wasseransammlungen im Gewebe (Ödeme) aus und dichten die Gefäße ab. Sie wirken entzündlichem Geschehen entgegen und beseitigen die schmerzauslösenden Faktoren Sauerstoffmangel und Gewebespannung. Sie lösen gefährliche Thromben auf, Beingeschwüre heilen schneller ab. Selbst in fortgeschrittenen Stadien läßt sich noch eine spürbare Verbesserung von Gefäßerkrankungen durch Enzyme erreichen.

Darüber hinaus empfiehlt sich für alle, die potentiell gefährdet sind, an Krampfadern oder Venenleiden zu erkranken, Enzyme vorbeugend zu nehmen. Dies gilt zum Beispiel für Menschen, die viel sitzen oder stehen müssen oder die familiär mit solchen Erkrankungen vorbelastet sind.

Gefäßerkrankungen, die mit systemischer Enzymtherapie günstig beeinflußt werden können:

- *Krampfadern*
- *Postthrombotisches Syndrom*
- *Raucherbein*
- *Thrombosen und Embolien*
- *Ulcus cruris (offene Beine)*
- *Venenentzündungen*

Operationen

In vielen Studien hat sich erwiesen, daß der Heilprozeß nach Operationen schneller vonstatten geht, wenn proteolytische Enzyme eingesetzt werden. Die Gefahr von Thrombosen wird verringert. Die abschwellende und entzündungshemmende Wirkung der Enzyme lindert zudem deutlich die Schmerzen. Durch bessere Durchblutung wird die verletzte Stelle wieder verstärkt mit Sauerstoff und Nährstoffen versorgt. Zudem werden die Abwehrkräfte gesteigert, so daß Infektionen vorgebeugt wird. In vergleichenden Studien wurde beobachtet, daß operierte Patienten nach einer Enzymtherapie das Krankenhaus deutlich früher verlassen konnten als solche, denen keine Enzyme gegeben wurden.

Es hat sich gezeigt, daß es günstig ist, bereits vor einer geplanten Operation mit der Einnahme von Enzymen zu beginnen und sie während und nach dem chirurgischen Eingriff fortzusetzen. Dies sollte mit dem Hausarzt abgesprochen werden, da unter Umständen per Rezept eine Verordnung möglich ist.

Rheuma

Rheuma, das heißt alle Erkrankungen, die unter diesem Begriff zusammengefaßt werden, gehören zu den teuersten aller Krankheiten. Man unterscheidet den Gelenkverschleiß (Arthrose), die Gelenkentzündung (Arthritis), den Weichteilrheumatismus und schließlich noch den sogenannten Morbus Bechterew, bei dem sich die Gelenke der Wirbelsäule entzünden und allmählich versteifen. Schmerzen, Schwellungen und Steifigkeit der Gelenke und Glieder gehören zu den häufigsten rheumatischen Symptomen.

Die Medizin setzt Gold, Cortison, Immun-suppressiva und Antibiotika ein. Außerdem wird begleitend mit Schmerzmitteln, Ent-zündungshemmern und mit physikalischer Therapie gearbeitet. Manchmal ist auch ein chirurgischer Eingriff notwendig. Das Fort-schreiten der Krankheit wird damit in der Regel bestenfalls gebremst, aber nicht auf-gehalten. Viele Medikamente sind mit erheblichen Nebenwirkungen behaftet. Enzyme bilden einen wertvollen Beitrag zur Rheumatherapie, da sie auch langfristig eingenommen werden können, ohne den Organismus zu belasten. Ihre antientzünd-liche, durchblutungsfördernde, abschwel-lende und immunstimulierende Wirkung erweist sich den synthetischen Arznei-mitteln, die bei rheumatischen Erkran-kungen verschrieben werden, als eben-bürtig oder gar überlegen.

In Studien zeigte sich, daß Schmerzen gelindert werden, Schwellungen zurückge-hen und die Verträglichkeit gut bis sehr gut ist. In Vergleichsstudien waren die Ergeb-nisse in bezug auf Schmerzreduktion und Gelenkabschwellung deutlich besser als unter Goldtherapie und genauso gut wie mit nichtsteroidalen Antirheumatika, jedoch unter erheblich weniger Neben-wirkungen. Weil die schmerzlindernde Wirkung der Enzyme nicht sofort einsetzt, kann eine kurzfristige Behandlung mit synthetischen Antirheumatika sinnvoll werden.

Tumorleiden

Proteolytische Enzyme werden bereits seit Jahrzehnten bei jährlich über 50 000 Krebs-patienten eingesetzt. Man hat erkannt, daß bei Krebskranken beispielsweise die Kon-zentration von Fibrin, das Blutplättchen miteinander verkleben kann, im Blut er-höht ist. Dadurch bilden sich leichter Blut-gerinnsel, was bei Krebspatienten häufig ist. Zum andern benötigen Tumorzellen Fibrin, um sich an Gefäßwänden anzuhef-ten und sich als Krebszellen zu tarnen.

Enzyme senken die Fibrinkonzentration im Blut. Dadurch wird der Metastasenbildung vorgebeugt, und Krebszellen können vom körpereigenen Abwehrsystem leichter angegriffen und vernichtet werden. Enzy-me lösen zudem krankmachende zirkulie-rende Immunkomplexe auf, die sich bei vielen Krebserkrankungen in hoher Kon-zentration finden lassen, stimulieren die Immunabwehr und optimieren die Versor-

---

Rheumatische Erkrankungen, die mit systemischer Enzymtherapie günstig beeinflußt werden können:

- **!** *Arthrose*
- **!** *Morbus Bechterew*
- **!** *Polyarthritis*
- **!** *Weichteilrheumatismus*

gung verletzter Gewebe mit Sauerstoff und Nährstoffen.

Nachweislich sind Rückfälle nach einer Enzymtherapie seltener. Strahlen- oder Chemotherapie oder Operationen müssen trotzdem häufig vorgenommen werden. Enzyme helfen, die Nebenwirkungen, den sogenannten Strahlenkater oder Entzündungen, deutlich zu senken. Studien haben nachgewiesen, daß die Lebensqualität durch eine Enzymtherapie steigt.

Verletzungen

Ob Schnittwunden, Prellungen, Sehnenzerrungen oder Knochenbrüche, die damit immer einhergehenden Schmerzen, Schwellungen und Entzündungen können durch Enzyme wirksam gelindert werden. Die verletzten Körperteile werden nach einer Enzymbehandlung deutlich schneller wieder beweglich.
In der Sportmedizin haben Enzyme aufgrund ihrer Wirkungen bereits einen festen Platz. Sie lassen nach einem Unfall Verletzungen nicht nur besser und in kürzerer Zeit verheilen, sondern viele Sportler nehmen Enzyme auch schon zur Vorbeugung. Wenn sie sich dann verletzen, läuft die Zerrung, der Bänderriß, die Verstauchung,

der Knochenbruch oder was immer es ist, spürbar glimpflicher ab. Vor Wettkämpfen sind die orangeroten Enzymdragees daher vielleicht noch nicht buchstäblich in aller Sportler Munde, aber es gibt inzwischen ganze Mannschaften, die sie regelmäßig einnehmen und viele Sportärzte, die sie verschreiben.

Proteolytische Enzyme sollten schon deswegen auch in Ihrer Hausapotheke nicht fehlen, da Sie sie bei Unfällen und Verletzungen aller Art ohne Risiko und mit spürbarem Gewinn für Ihre Gesundheit und Ihr Wohlergehen einnehmen können.

Zahnmedizin

Zahnschmerzen, das Ziehen von Zähnen oder Kieferoperationen – auch dies sind ständig wachsende Einsatzgebiete für die Enzymtherapie. Viele Zahnärzte und Zahnchirurgen verordnen bereits vor einem Eingriff Enzyme, um zu verhindern, daß massive Schwellungen entstehen. Auch Schluckbeschwerden und geschwollene Lymphknoten können weitgehend vermieden werden. Infektionen treten seltener oder in schwächerer Form auf.

Register

Abbauprodukte 15
Abwehrschwäche 41
Abwehrstoffe 14
Altersbeschwerden 41
Ananas 24, 39
Antikörper 15
Apfel 25
Aprikose 26
Arthrose 45
Autoimmunerkrankungen 16, 41
Avocado 27

Bakterien 14
Ballaststoffe 13
Banane 27
Beingeschwüre 44
Bindegewebe 14
Biochemie 3, 7
Biotin 20, 24
Birne 28
Blutgerinnsel 15
Bromelain 39
Bronchitis 42

Chymotrypsin 39
Coenzyme 11, 17, 24
Colitis ulcerosa 41

Datteln 28
Durchblutungsstörungen 39, 41

Eisen 21, 24
Eiweiß 3, 9
Embolien 44
Entzündungen 42, 46
Enzymhemmer 10
Enzymkaskaden 9
Enzympräparate 4
Enzymtherapie 39, 40, 41, 46
Enzymversorgung 11
Erdbeere 29

Feige 30
Fermente 5, 6
Fibrin 43, 45
Fieber 10
Folsäure 20, 24

Frauenkrankheiten 43
Fructose 14

Gefäßerkrankungen 43, 44
Glukose 8, 14
Grapefruit 30

Harnwegsinfekte 42
Herpes simplex 42
Herpes zoster 42
Herz-Kreislauferkrankungen 41
Himbeere 31
HIV-Infektionen 42, 43
Hormone 14

Immunsystem 14, 15
Infektionen 42

Johannisbeere 32

Kalium 23, 24
Katalysatoren 3, 12
Kirsche 32
Kiwi 33
Kohlehydrate 14
Krampfadern 44
Krebs 41, 45

Lactobacillus 6
Lyse-Therapie 39

Magnesium 22, 24
Mangan 23, 24
Mango 33
Melone 34
Methionin 20
Mineralstoffe 11, 17
Mitochondrien 8, 14
Morbus Bechterew 45
Morbus Crohn 41
Multiple Sklerose 41

Nährstoffe 14
Nasennebenhöhlenentzündung 42
Nervensystem 16
Niacin 18

Odeme 43
Orange 35

Pantothensäure 18
Papain 39
Papaya 36, 39
Pepsin 13
Pfirsich 36
Pflaume 37
Polyarthritis 41, 45
Postthrombotisches Syndrom 44
Prämenstruelles Syndrom 43
Prostata-Entzündung 42
Pyridoxin 19

Raucherbein 44
Renin 15
Rheuma 44
Riboflavin 17

Sauerstoffmangel 43
Sauerstofftransport 21
Schwellungen 46
Sinusitis 42
Spurenelemente 11, 17
Streptokinase 39
Substrat 7

Thiamin 17
Thrombosen 44
Trypsin 39
Tumorleiden 45

Ulcus cruris 44
Unterleibsentzündung 43
Urokinase 39

Venenleiden 44
Verdauung 5, 12
Vitamine 3, 11, 13, 17, 21, 24

Weichteilrheumatismus 45
Weintrauben 37

Zahnschmerzen 46
Zink 22, 24
Zitrone 38

In der Reihe »Mutter Natur« sind im
Urania Verlag ferner erschienen:
Sanfte Behandlung und Pflege mit Teebaumöl
(Nr. 623-1)
Natürlich gesund und aktiv mit Apfelessig
(Nr. 618-5)
Mehr Power durch Nachtkerzenöl (Nr. 621-5)
Lebenskraft tanken mit Weißdorn (Nr. 617-7)
Heilen und pflegen mit den Wirkstoffen des
Grapefruitkerns (Nr. 625-8)
Natürlich fit und vital mit Ginseng (Nr. 619-3)
Vorbeugen und heilen mit der Kraft des Ginkgo
(Nr. 616-9)
Natürlich stark und gesund durch Knoblauch
(Nr. 620-7)

Die Deutsche Bibliothek –
CIP-Einheitsaufnahme

Zimmer, Dorothea:
Frisch und munter durch Obst-Enzyme : gesund
werden und bleiben mit den heilenden Wirkstoffen
von Ananas, Grapefruit, Papaya & Co. / Dorothea
Zimmer. - Berlin : Urania, 1997
(Sanft heilen mit Mutter Natur)
ISBN 3-332-00622-3

© 1997 by Urania-Verlag in der Dornier Medien-
holding, Berlin

Umschlaggestaltung: S/L Kommunikation
Titelbild: Image Life/Bavaria
Lektorat: Dr. Reitter & Partner Verlag GmbH,
85591 Vaterstetten
Satz: Dr. Reitter & Partner Verlag GmbH,
85591 Vaterstetten
Druck: Westermann Druck, Zwickau
Printed in Germany

Gedruckt auf alterungsbeständigem Papier mit
chlorfrei gebleichtem Zellstoff

Orginalausgabe
ISBN 3-332-00622-3